生命を支える
究極のエネルギー

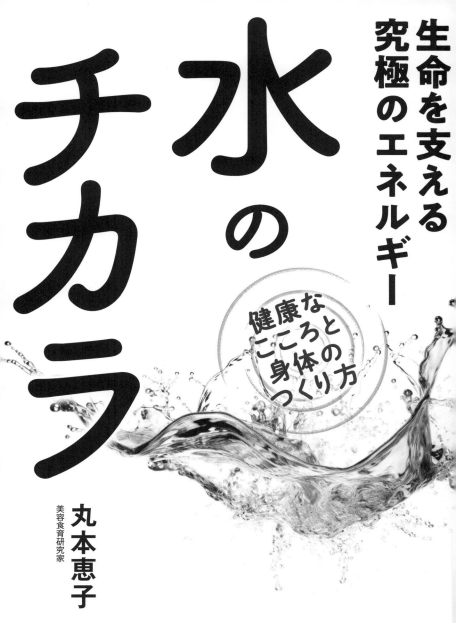

水のチカラ

健康なこころと身体のつくり方

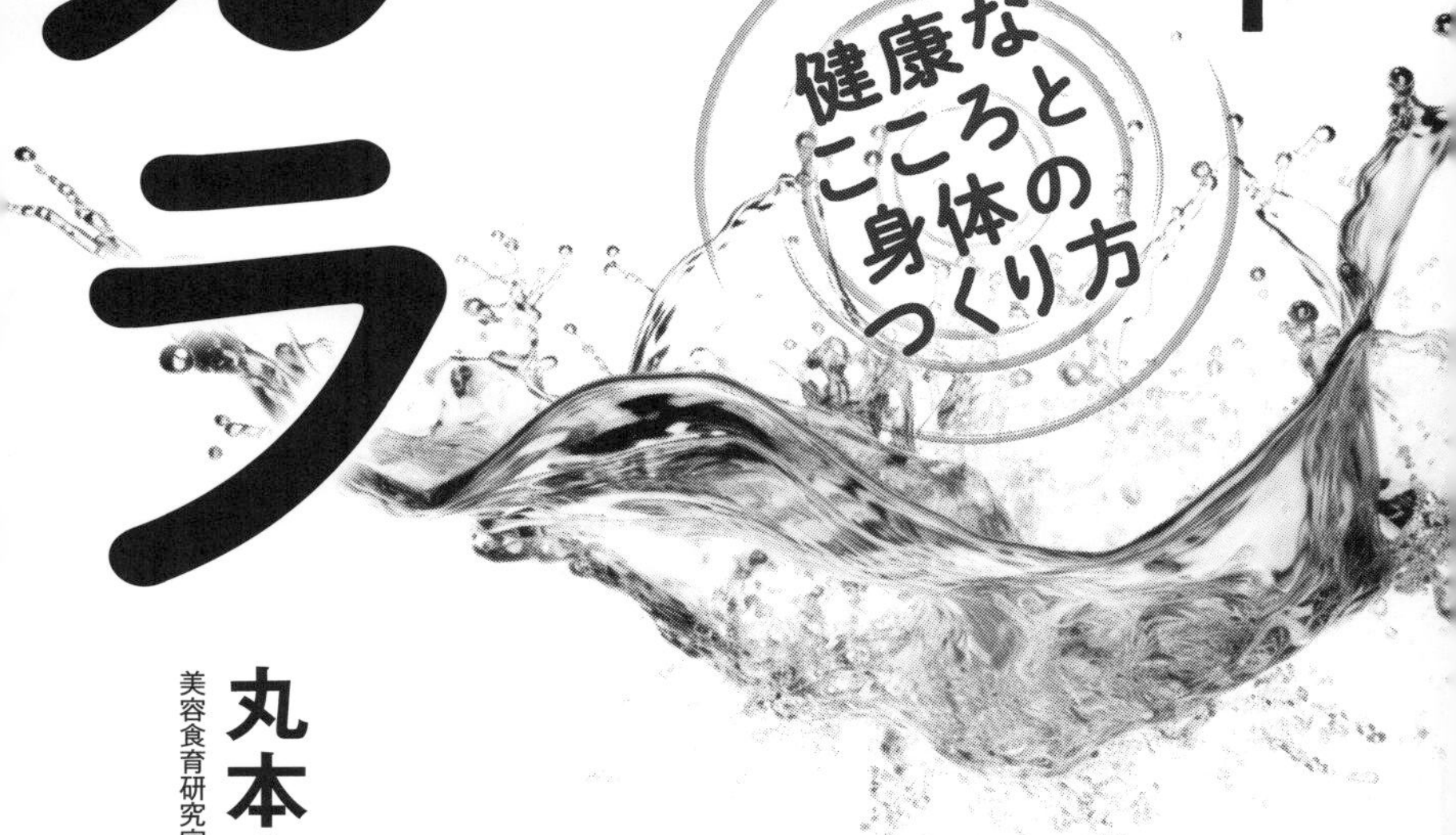

美容食育研究家
丸本恵子

コスモ21

カバーデザイン◆中村　聡

はじめに

水とどう付き合うか？　確かな知識が必要

私は「美容食育」の指導を専門にして活動しています。「ホリスティック美容食育アカデミー」を主催し、これまで累計4万人以上の方が参加されています。

じつは、美容食育に取り組みはじめたころは「何を、どれだけ食べるか」という〝足し算の健康法〟を中心に実践していましたが、それだけでは健康的な美容を実現することが難しいと感じるようになりました。また、食と医療がうまくかみ合っていないことに課題があることも見えてきました。

そうしたなかで注目したのが、すでに体内に蓄積されている毒素（身体に不要な異物）を排出する〝引き算の健康法〟でした。そのひとつとして断食（ファスティング）を美容食育に取り入れ、お金をかけなくても効果が得られる断食法を確立しました。

その実践書として出版したのが『幸せもキレイも手に入る「0円断食」の魔法』（きこ書房）です。

こうして美容食育や断食に取り組むなかで、さらにわかってきたことがあります。

それは、水のとり方が非常に重要であることです。このことに気づいてから、私は水と心身の関係について徹底的に探求しはじめました。私が45歳のときです。

私たちは食べ物を通して栄養素をとりますが、その栄養素が体内で処理され吸収されて全身の細胞に届くには、水の存在が欠かせません。栄養素は水に溶けて分解され、腸で吸収されるからです。

さらに、その栄養素が細胞でエネルギーに変換される際にも水が必要になります。

一方、体内に蓄積された毒素の排出（解毒＝デトックス）も水を通して行われます。断食は飲食を制限しながら、体内毒素の排出を促しますが、それには水がとても重要な役割を果たします。

くわしくは本文でお話ししますが、水との付き合い方を正しく理解しないかぎり、私が追及してきた健康的な美容食育も断食も期待するような結果を得ることはできません。

実際には、どんな水を、どれだけ、どのように飲むか、そのことに関するしっかりとした知識をもつことが必要なのです。

本書は、これまで私が水と向き合うなかで明らかになった水との付き合い方をまとめたものです。

私たち人間は、水と空気はあって当然と考えて長い歴史を生きてきましたが、今はそうはいきません。水の本質を見極めるとともに、日々の生活のなかで水とどう付き合っていくのか、確かな知識をもつことがとても大事になっています。
そのために本書が役立つことを願っています。
さあ、私といっしょに〝水の旅〟に出かけましょう。

2023年7月吉日

丸本　恵子

生命を支える究極のエネルギー　水のチカラ……もくじ

序章　水を知ることは生命を知ること

1章

水と「心」の不思議な関係

2章

水との賢い付き合い方

3章 水で生命を癒す

終章　次世代に生命をつなぐために

序章

水を知ることは生命を知ること

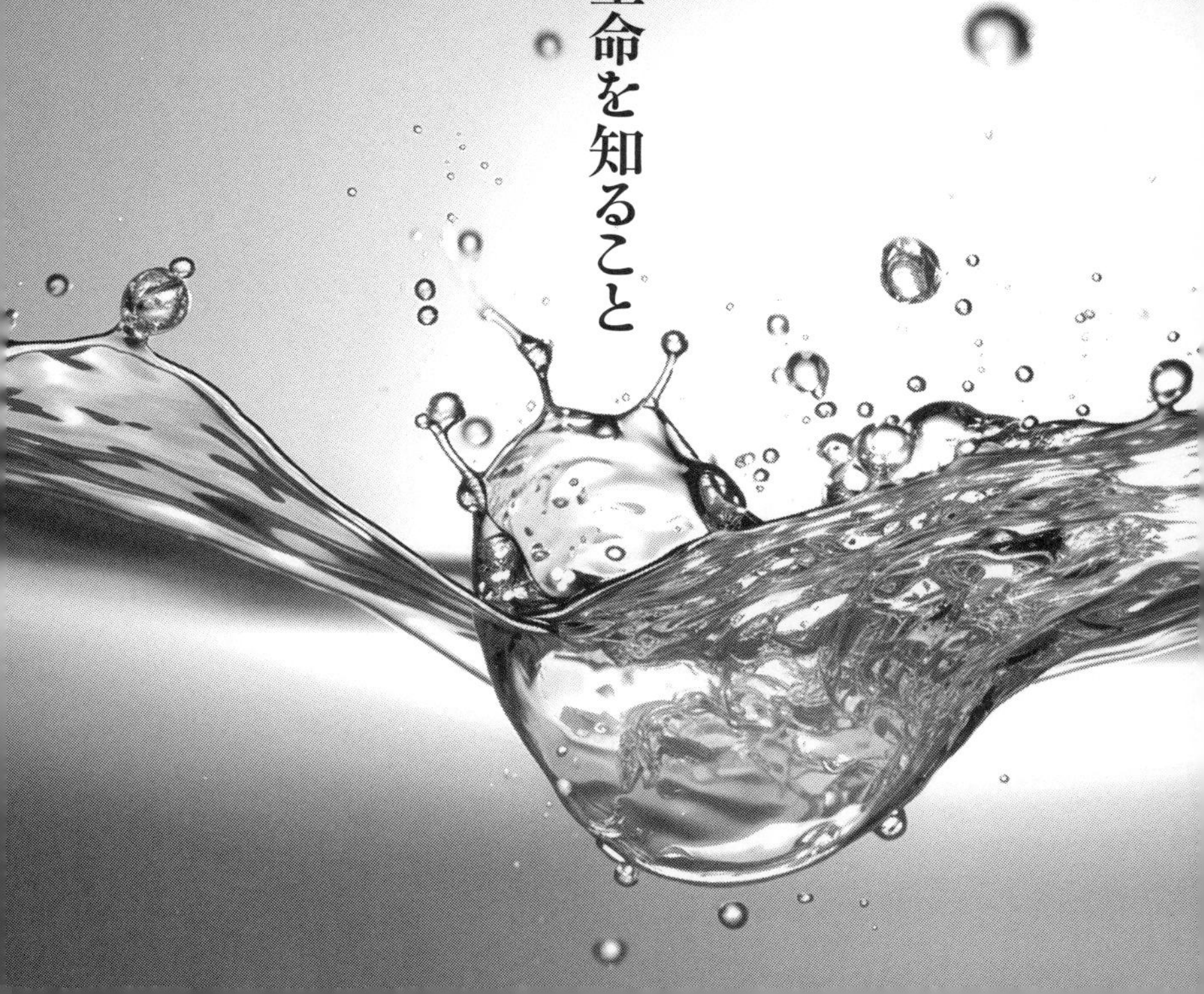

「万物の根源は水である」

これは、古代ギリシャの七賢人のひとりであるタレスが残したといわれる言葉です。タレスは自然界を綿密に観察することにより、水を万物の根源と考えました。当然、生物の源も水であると位置づけて説明しました。

それから二千数百年を経た現代に生きる私たちは、地球の7割が海であり、宇宙から見た地球はまさしく水の惑星であることを知っています。そんな惑星に存在している生物の誕生や生存に水の存在が不可欠であること、人間の身体も地球と同じくその約7割が水で出来ていることを知っています。

現実的には、人間は水なしでは1週間も生きられないといわれますし、地球上の生物も水なしでは生存できません。

水との付き合い方を探求しはじめたころ、私は自宅でアンティークカフェを経営したり、パン教室を開催したりしていました。じつは、そこでも水が大切であることを強く感じていたのです。

とことん水について探求し、健康のために水とどんなふうに付き合えばいいのか、確認できた情報はどんどん発信していきました。そのころ、たまたま私の大切な友人が何人か立て続けにガンで亡くなるという悲しい出来事があり、さらに水と健康の関係について探求する必要性を感じたことを覚えています。

父から学んだ水の重要性

私の父は、大病を患いながらも88歳の天寿を全うしました。私が物心ついたころの父は、アメリカナイズされた生活に憧れていたようです。昭和30年代の日本にあって、父が乗っていた車はアメリカ軍払い下げのジープで、それに乗って私の幼稚園によく迎えにきたものです。

口にするのはコーラやステーキなどの西洋食。朝食は、当時はほとんどの家庭がご飯にお味噌汁だったのに、わが家ではパンとコーヒーでした。そして冷蔵庫には、いつもコーラが入っていました。

そんな父の大腸ガンが発覚したのは、まだ50代のことです。私の家系にはガンの人はほとんどいないのに、父だけが若くしてガンになったのです。緊急のガン摘出手術を終え、退院するとき、その後の治療方針として抗ガン剤をすすめる医師に、父はこう言い放ちました。

「抗ガン剤はひどい吐き気がして体調が悪くなる。飲み続けたら死んでしまうんじゃないか。だから私はもう抗ガン剤はやめたい。先生、患者に抗ガン剤を出しているけど、自分が逆の立場だったら飲みますか？」

その場にいた私と母は、父の言葉に驚きました。でも母は父の意志を尊重してほしいと医師に伝え、父はそれ以降二度と抗ガン剤を飲むことはありませんでした。しかし、それでも父は健康を取り戻し、88歳で天寿を全うしました。

今だと、父がやっていたことを理解できます。退院後の父は、自分のガンの原因は今までの食事だと考え、コーラやステーキの生活から野菜中心の和食生活にガラッと切り替えたのです。車に乗るのも控え、意識して水を飲むようにもなり、身体に良さそうな水を探しては飲んでいました。

アメリカで、現代人の6大死因の原因が肉や脂たっぷりの食習慣にあることを指摘したマクガバン・レポートが発表されたのが1977年です。父の大腸ガン発覚もちょうどそのころでした。

しかし当時の父は、その知識を持っていたわけではありません。それなのに、今から40年以上も前、「お医者様は神様」だったころ、医師の前で抗ガン剤への疑問を口にしたり、自分がガンになったのは食習慣のせいだと気づいたりしていたのです。自分の親であることを差し引いても、その見識には驚かされます。

父は死が近づいたとき、延命治療を拒否しました。亡くなる10日前まで自宅で生活をし、最期にホスピスで安らかに永眠しました。父の死に顔はとても安らかで美しい顔でした。

私にとって、父は本当にかっこよくて、イカす存在でした。そんな父が生前、よく口にしていたのが水と食の大切さだったのです。私が水との付き合い方を探求するようになったのも、気づかぬうちに父からインプットされていたからかもしれません。早いもので、私の水に関する探求はすでに20年になります。

水を変えると劇的に体調が変化

私の出身は京都なのですが、私の祖先は代々庭師、石屋をしていました。曾祖父は、八坂神社の入り口の狛犬や灯篭を作っていました。

京都は平安京が造られる際に、東西南北に結界がはられました。そのなかでも八坂神社は東を守る神獣・青龍の地です。今は漆喰で固められていますが、八坂神社の本殿は、青龍が住む龍穴といわれる池の上に建てられた水と縁の深い神社です。

子どものころから慣れ親しんでいた八坂神社が水と深い関わりを持つと知ったのは大人になってからですが、そんな私が水に深く関わるようになったわけですから、とても不思議な縁を感じます。

もうひとつ水との不思議な縁を感じることがあります。

3章で説明している「五行説」では、生年月日から自分の性質を調べることができます。それによれば、私には「水」の要素がまったくなく、なんとゼロです。私には生まれつき、水の性質が欠けているのです。これには正直、本当に驚きました。

だからこそ、それを補うべく水に引き寄せられていったのかもしれません。五行説から見ると、水に関わることにより私の性質は補完され、健康、仕事、人間関係、すべてにおいてパワーアップしたように思います。

私は美容食育や断食に関わりながら、自分の身体に合った水との付き合い方をすると、体調が劇的に変化することを目の当たりにしてきました。私自身のことでいえば、以前は子宮筋腫、卵巣嚢腫、原因不明の吹き出物、顔のシミ、抜け毛、腰痛、貧血などに悩まされていましたが、そうした悩みも次々と消えていったのです。

もちろん、それにはいろんな要因が関係しているでしょうが、いちばんの変化は水との付き合い方を変えたこと。「水ひとつで、こんな変化が起きるとは驚き。本当に水のもつ力は大きいんだな」と実感しました。

その一方で、私が幼かったころ健康にいいと思われていた食べ物や水が、見た目は同じようでも質的に変化していることに気づきました。それが日本人の健康状態の悪化を招いている可能性があり、結果として医療費の膨張にもつながっていることに気づきました。

昔の人のほうがずっと健康だったのかもしれない

厚生労働省によれば、日本では１９８１年からの死因の第一位がガンであり、２００７年時点ですでに年間33万人以上がガンで亡くなっています。

また、国立がん研究センターのガン統計によれば、２０２１年のガン死亡者数は38万人を超え、ガンと診断された人数は２０１９年で１００万人近くになっています。

そして、一生涯のうちに何らかのガンと診断される確率は２０１９年のデータで、男性で65・５％、女性で51・２％と推測されています。

これはガンに関するものですが、その他の生活習慣病も含めて考えれば、人生の最後を病院のベッドで迎えることが当たり前になっています。

このことと関係があると思いますが、私が食育について学びながら、とくに驚いたのは、今の日本の食べ物や水があまりに多くの添加物や農薬に侵されていることです。それが生活習慣病の増加、子どもの発達障害の増加などにつながっている可能性が高く、結果的に医療費増大にもつながっていることはすでに指摘されているとおりです。

また、現代医学がこれほど進歩しているにもかかわらず、原因不明の体調不良を抱えたまま苦しんでいる人が増え続けています。そんな状況を見ていると、もしかしたら昔の人のほうがずっと元気だったのではないかとさえ思ってしまうほどです。

私たち日本人は、いったいどこで、どのように健康長寿の道から外れてしまったのでしょうか。

栄養摂取にも毒素排泄にも水が要

これまでは、病気になったら病院に行けば何とかしてもらえるという考え方が普通でした。しかし、今は西洋医学のほかに、代替医療やさまざまな健康手段を利用する人が増えています。この事実は、「明治時代以降、日本の医療は西洋医学に偏りすぎたのではないか」という疑問を投げかけています。

このことについても調べていくなかで、私は「東洋人である日本人には東洋の医学のほうが合っているかもしれない」と気づきました。そして、東洋医学を学ぶことにしました。

現在、「ホリスティック美容食育」の指導を行っていますが、そこには東洋医学の知恵が活かされています。ここでは一つひとつについて詳述しませんが、とくに以下のことを重点的に提案しています。

・東洋人には東洋人にあった食事がある
・間違った健康知識は修正する
・薬を使わない健康法の可能性を探る
・食べるもので身体はつくられる

・発芽発酵酵素玄米ご飯を取り入れる
・オーガニック食品を取り入れる
・水を変えて、飲み物はできるだけ水にする

これらの中で、誰でも安全に、すぐ取り組めるのが水との付き合い方を変えることです。

先に述べたことのくり返しになりますが、健康に過ごすには身体に必要な栄養素をとらなければなりません。しかし、身体にとり込まれた栄養素が体内で吸収され、全身の細胞に届くには水の存在が必要です。栄養素は水に溶けることで身体に有効に働くことができるからです。

もうひとつ、水には身体の中に溜まった毒素を掃除する働きもあります。今、私たちが口にする食品や水には、さまざまな添加物や農薬などの化学物質が含まれています。洗剤や消毒剤も同様で、皮膚からも体内に侵入してきます。

私たちの身体には本来、それらの毒素を排泄する機能が備わっていま

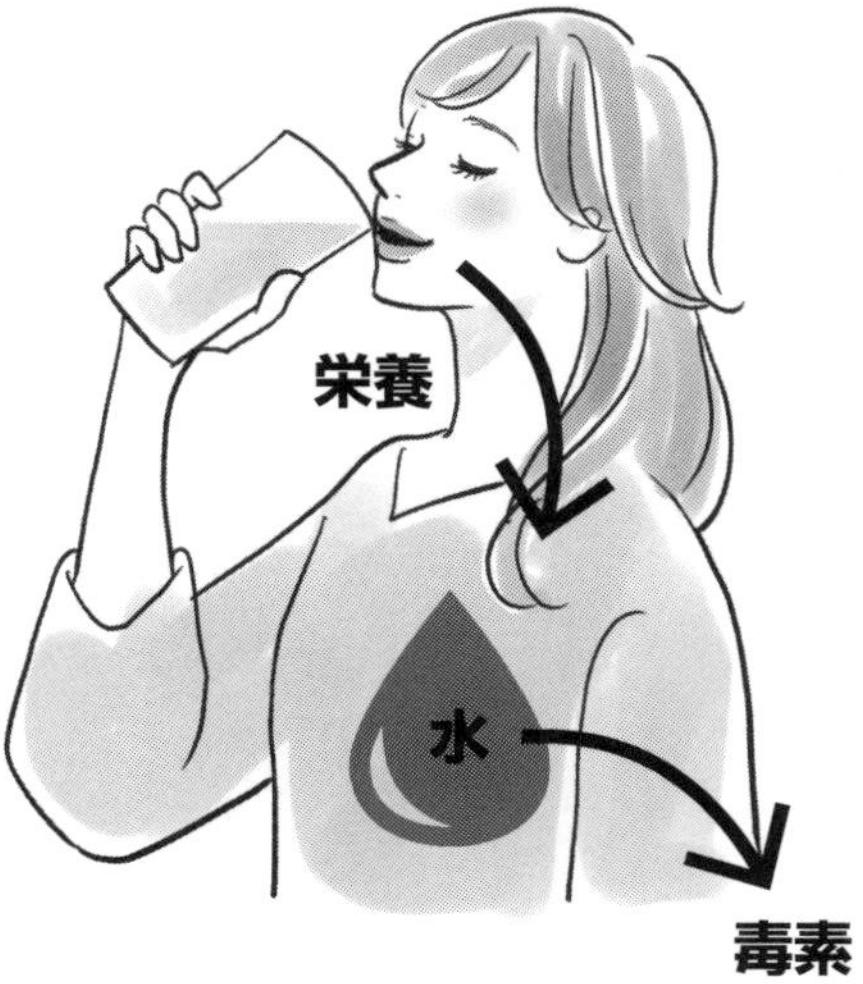

す。しかし、食品や水、生活環境から侵入してくる毒素が多すぎて排泄しきれず、体内に蓄積されていきます。それが原因不明の体調不良につながっている可能性はかなり高いのです。ですから、意識して毒素を排泄する工夫をしなければなりません。

そのために重要なのが水です。たとえば、家の中を掃除するときには水を使います。それと同じく体内の掃除（デトックス）をする際にも水が必要不可欠なのです。しかも、水は自分の身体に合った付き合い方をすれば、薬のように副作用を起こす心配はありません。

水は〝不健康大国〟日本を救う重要なファクター

身体に必要な栄養素としては三大栄養素（タンパク質・脂肪・炭水化物）があり、これにビタミン、ミネラルの二つを加えたものを五大栄養素、さらに食物繊維を加えたものを六大栄養素と呼びます。

そして、近年注目されるようになったのが微量元素や水素です。たとえば「水素水」や「ケイ素水」は「機能水」として知られていますが、よく調べていくと、機能水には健康を支える素晴らしい働きがあることもわかります。

実際に機能水を飲用してみますと、身体の変化を実感できますし、健康管理のために飲むことをすすめる医療関係者も増えています。

水資源に恵まれた日本では、水は「あって当たり前」と思われてきましたが、その水が〝不健康大国〟日本を救う重要なファクターとなる可能性が高いのです。このことが広く認識されることで、日本の抱える健康問題を解消する道が拓かれてくると考えられます。そして、そのことを伝えていくことが私のミッションであると感じています。

水の不思議な性質

「人は食と水から出来ている」ことはよく知られていますが、このことをさらに深めていくと、食と水、そして〝思い〟から出来ていることがわかります。

仏教には「色心不二」という言葉があります。色（物質、肉体）と心（思い、心）は元々別のものではなく、一つのものであり、影響し合っていると考えられています。「病は気から」も同じですが、そのように心と身体が密接な関係をもつことは昔から言われてきたことなのです。

このことは、水がもつ不思議な性質を知ると、さらに深く理解できます。世界的に有名な故・江本勝氏は、水には「情報を記憶する」という不思議な性質があることを「水の結晶」を使って実証しました。それによれば、水は人の思いも記憶するというのです。

それを私たちの体内の水と思いの関係で考えれば、思いがその水に記憶され、健康状態に影響することになります。私たちは思いや思考は自分のものだから、何を思い、何を考えようと自由だと勘違いして、無自覚に思いをめぐらし言葉を発していることがとても多いのです。

しかし、水のことがわかってくると、思いがまちがいなく身体に影響を及ぼし、人生を左右することがはっきりしてきます。そのうえでおすすめしたいのは、できるだけ否定的な思いを抱いたり、言葉を発したりしないように心がけることです。

もちろん、それは簡単ではないかもしれませんが、そんなときは水が思いを記憶していることを思い出してください。

そして、できるだけ前向きでポジティブな思い、思考を心がけてください。それが体内の水に記憶され、健康状態を高めてくれることでしょう。さらに、水を通して周囲の人や環境にもプラスの影響が広がっていき、あなたの未来が好転しはじめることでしょう。

長年、水の真実を探し求める旅を続けてきた私がたどり着きつつあるのは、「水は生命を支える究極のエネルギー源であり、そのチカラを活用することこそ未来を明るくする」ということです。

本書を読んでくださった皆さんにも、きっと同感していただけるにちがいありません。そして、水と上手に付き合いながら、より健康で豊かな人生を歩まれることを願っています。

さあ、水の真実に出会う旅に向かって扉を開けることにします。

1章 水と「心」の不思議な関係

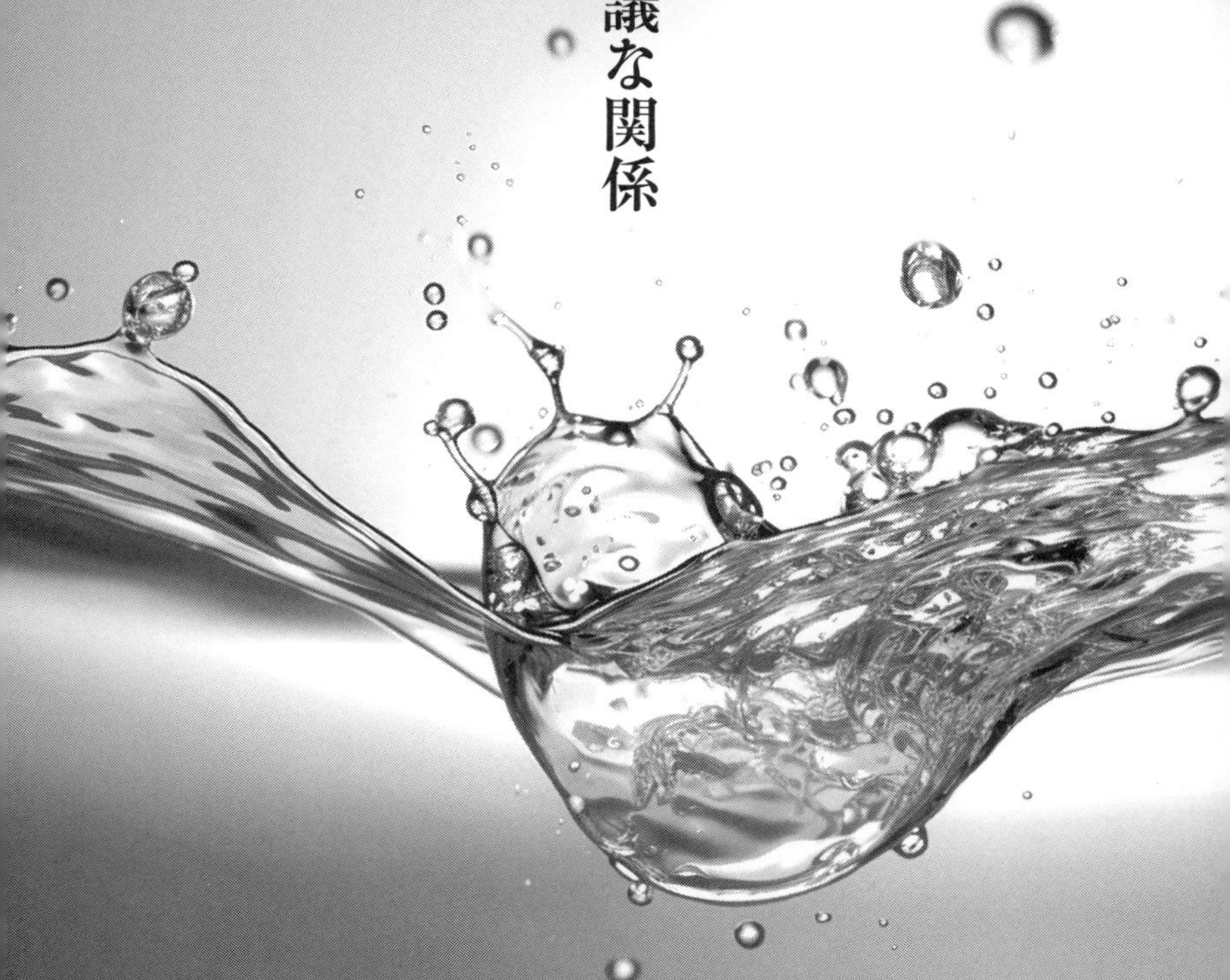

水にはまだまだ未知な部分が多い

「地球は青かった」

これは、1961年、人類初の有人宇宙飛行を成功させたソビエト連邦のユーリイ・アレクセーエヴィチ・ガガーリンの言葉です。のちに、実際に彼が言ったのは「空は非常に暗く、地球は青みがかっていた」であったともいわれていますが、いずれにせよ、彼の目に映った地球は宇宙空間の漆黒の闇のなかで青く輝く姿であったにちがいありません。

地球が誕生して以来、この惑星は水の惑星として存在してきました。地球表面の約7割を占める海は、おおよそ14億立方キロメートルもの水をたたえているといわれます。この海の水が地球上の水のほぼ97・5%を占めていて、氷河や地下水、川や湖など陸にある水は約2・5%にすぎないというのです。いずれにしても、これほど豊かな水に包まれた惑星は、太陽系8惑星で地球だけです。

そんな水の惑星、地球に住む私たちの回りには、地域差はあるにせよ、水が豊富にあります。そのおかげで地球上に生命が誕生し、私たち人類が誕生することもできました。

しかし序章でふれましたように、これほど科学が進歩しても水がもつ性質を解明しきれてはいません。毎日ふんだんに水を使っていると、水の存在が当たり前になっている気がしますが、未知な部分が多いのです。

人間の身体と地球の相似性（フラクタル）

この地球上にある生命は水から誕生したといわれます。私たち自身もお母さんの胎内にいるときは、羊水に守られていました。この羊水のミネラル比率は、なんと海水とほとんど同じです。

お母さんの胎内にいる十月十日の間に、胎児は35億年にわたる生物の進化を体験しているといわれますが、生命誕生の舞台となった海水と胎児を守っている羊水のミネラル比率が同じだなんて、とても神秘的ですね。しかも、お母さんの胎内から誕生した人間の身体は平均すると、その約70％が水で構成されていて、地球とほぼ同じです。

このように水に注目して私たちの身体と地球を比べてみると、両者の間には驚くほど自己相似性（フラクタル）があるように見えます。

ただし、人の身体の約70％が水であることについては、年齢によって変化します。データによって多少ずれはありますが、一般的には、お母さんのお腹の中にいる胎児は約90％、新生児で約75％、子どもで約70％、成人で約60％、そして65歳以上になると約50％にまで減ってしまうといわれます。さらに年を重ねると水分は減っていき、死を迎えるようになります。

いずれにしても、私たちの身体が生涯を通じて水と密接に関わっていることはまちがいありません。人間を含めて地球上の生命体は、水の恩

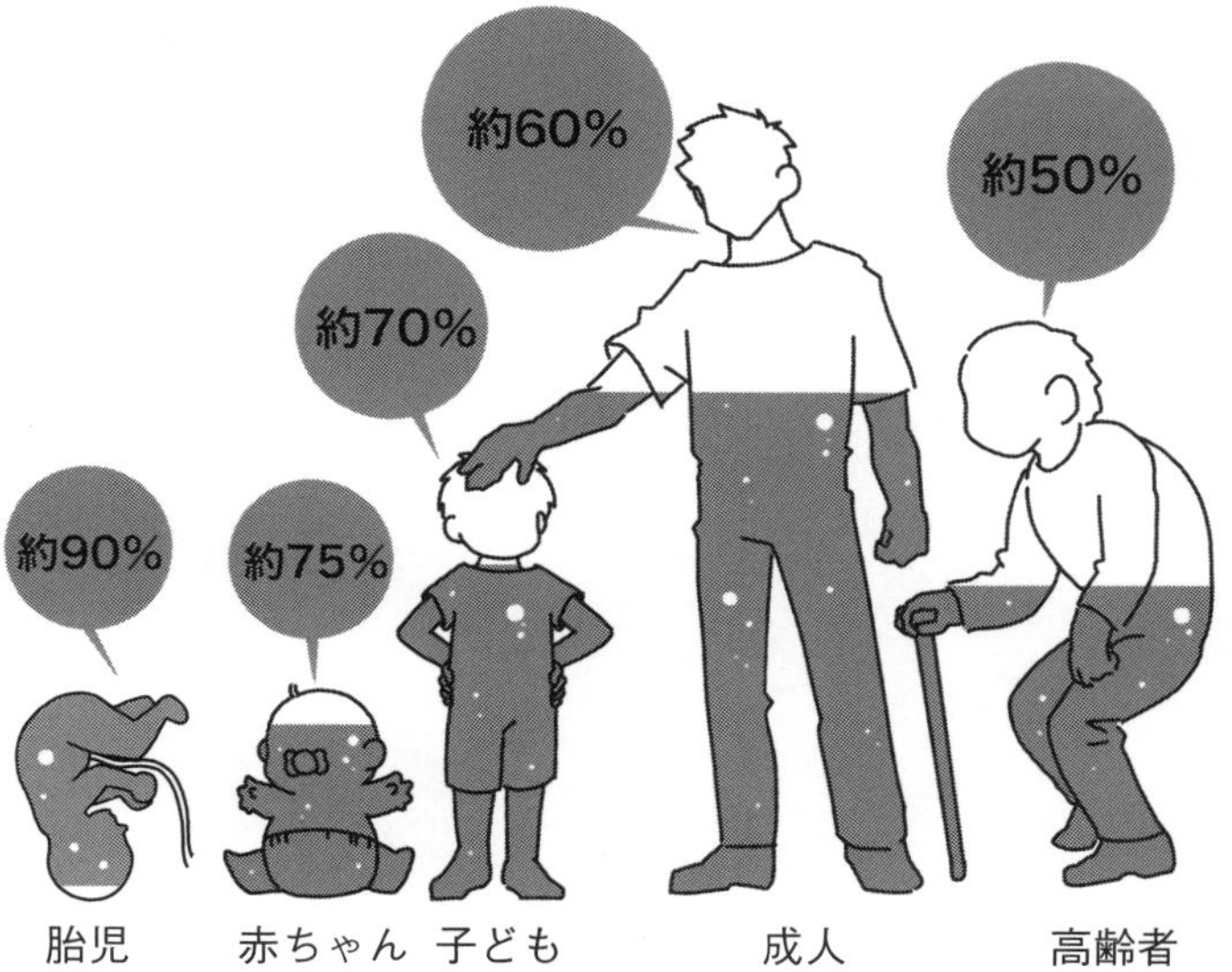
約60%
約50%
約70%
約90%
約75%
胎児
赤ちゃん
子ども
成人
高齢者

体内水分率

恵なしに誕生することも生存することもできないのです。その意味で〝生命は水そのもの〟といってもいいかもしれません。

水は情報を記憶する

「心」は目には見えないものです。ですから、その人が何を思っているか、考えているかもわかりにくいわけです。その「心」が水の結晶に反映されることを示したのが、序章で紹介した江本勝氏ですが、水が情報を記憶することに関する研究は世界的に行われています。

「水はＤＮＡ情報を記憶し、転写までする」。これはエイズ・ウイルスの発見者としてノーベル生理学・医学賞を受賞したフランスのリュック・モンタニエ博士が明らかにしたことです。

また、ノーベル物理学賞受賞者でケンブリッジ大学名誉教授のブライアン・ジョセフ博士は「水は命を生み出し、情報を記憶する」と述べています。「え、どういうこと?!」と思われるかもしれませんが、江本勝氏の水の結晶とあわせて考えると納得できるかもしれません。

少なくとも、水が情報を記憶するという事実は、いまだ謎の多い水を理解する大きな手がかりになるからです。

ここでは、このような水の性質と人の意識の関係について、もう少し深く考えてみたいと思います。

量子力学から見た引き寄せの法則

「引き寄せの法則」についてご存じの方は多いかもしれません。これは簡潔にいえば、「良いことを考えたら良いことが起こり、悪いことを考えたら悪いことが起こる」という法則のことです。とはいっても、「思い」は目に見えないだけに「本当かな?」と疑いたくなる方もいるでしょう。

そこで、このことを量子力学の視点で考えてみます。私たち人間も含め、あらゆるものはエネルギーで出来ているといわれます。そのエネルギーは目に見えず、波・波動として存在します。そのエネルギーが形をもって存在するのが、私たちの周りにある物質世界です。

じつは、私たちの意識の本体も同じエネルギーであり、波・波動として作用しています。ですから、意識は物質と作用し合うことができると考えられます。そうしますと、「意識が私たちの現実を作り出している」という考え方も成り立ちそうです。

私たちが思いを抱いたり、思考したりするとき、脳は脳波を発します。この脳波はエネルギーであり、この世界のエネルギーと作用し合っているとすれば、思考は頭の中の閉じられた世界にとどまっていないことになります。しかも、物質世界にまで影響を与えているとも考えられます。

だとすれば、私たちの目の前にある現実は、誰のせいでもない、私たち自身の思いや思考が作り上げていると認識したほうが理にかなっているのではないでしょうか。これはスピリチュアルな話ではなく、科学的

「脳も物質世界もエネルギーが
作用し合っている」

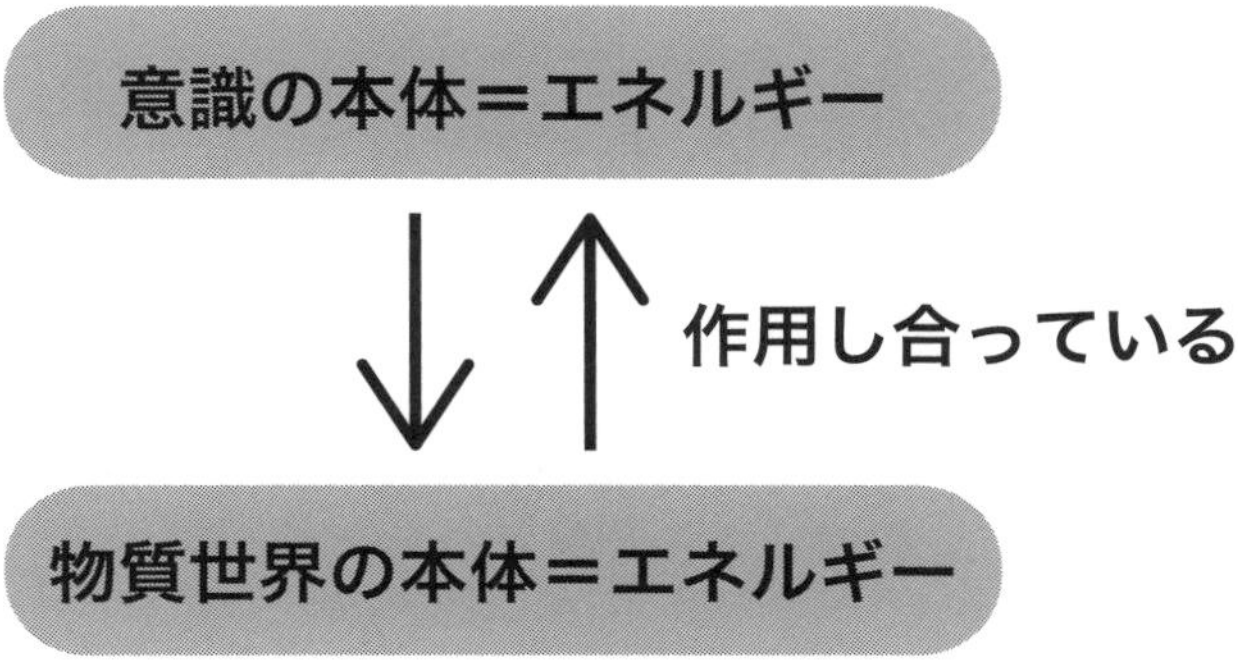

にも説明できることだと私は理解しています。

次に、波動について考えてみます。波動には、同じ波動と同通するという性質があります。わかりやすい例が音叉です。これは金属で出来たU字型の機器で、楽器の標準音として用いられるものです。

この音叉の先端を軽くたたくと、一定振動数の振動が起こりますが、同じ振動数を持つ別の音叉を近くに置くと、触れなくても反応して振動します。これを「共鳴」といいますが、私たちの思考においても同じ共鳴現象が起きるというのです。

シンプルに言ってしまいますと、愛の思いを抱けば、それに共鳴して愛情を感じる人が現れたり、現象が起こったりします。反対に恐怖の思いを抱けば、それに共鳴して同じ思いの人が現れたり、恐ろしい現象が起こったりします。

これが、いわゆる引き寄せの法則の正体です。そういわれても、目に見えないことなので、なかなか実感がわかないかもしれません。でも大

「引き寄せの法則」と共鳴現象

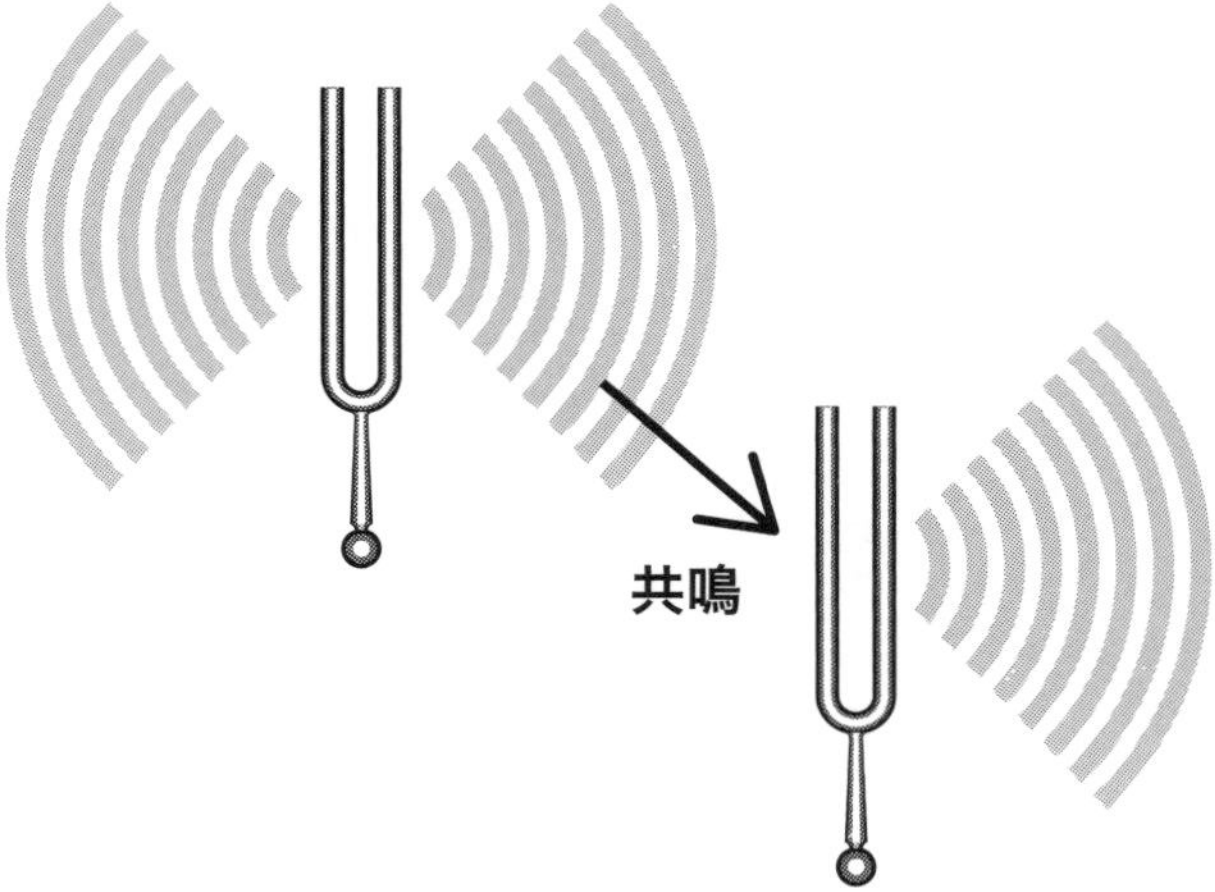

丈夫です。情報を記憶する水の特性を理解すれば、引き寄せの法則が目に見える現象として理解しやすくなります。

水の結晶からわかること

江本勝氏は、「思考が力を持つ」ことを水の結晶を使って見える形で示し、全世界に衝撃をもたらしました。江本氏の著書『水は答えを知っている』は世界31カ国で翻訳され、総数で180万部も売れたといわれます。その本の中にも思考が結晶化した水の写真が掲載されています。

江本氏は、水を冷却することで現れる結晶の形に思考の情報が反映され記録されることを実証しました。たとえば、「ありがとう」などポジティブな言葉をかけた水は美しい結晶を作りました。反対に、「ばかやろう」などネガティブな言葉をかけた水は、形の崩れた結晶しか作れませんでした。

水にそうした言葉を文字にして見せる実験もしましたが、結果は同じでした。

それだけではありません。美しいクラシック音楽を水に聴かせたところ、美しい結晶を作りました。ところが、ヘヴィメタルなど騒々しい音楽を聞かせると形の崩れた結晶しか作れませんでした。

言葉、音、文字などの何が水に作用したのかというと、それらの大元にある波動やエネルギーだというのです。それが情報として水に記憶され、その結果が結晶の形に反映されたのだと江本氏は考えられていたのだと思います。まさしく、水は私たちの思い、思考の「運び屋」であるということです。

別の言い方をすれば、「思考が力をもつ」ことを目に見える形で見せてくれたともいえるでしょう。

人の思いや思考が目に見えないために、私たちは自分を見失ったり相手を誤解したりして人生の迷路に陥りやすいわけです。水はそんな私たちに、確かな方向を示してくれる存在であると考えることもできそうです。

水は毒にも薬にもなり得る

「牛は水を飲んで乳を成し、蛇は水を飲んで毒を成す」（華厳経）という言葉があります。同じ水から生命を育む乳を生み出すこともできれば、生命を奪う毒を生み出すこともできると教えているのです。

このことを現代における水に当てはめて考えますと、有害な化学物質による環境汚染が深刻になるなか、私たちが口にする水は体内に毒を運び、蓄積させる存在にもなり、生命を奪う水になっているともいえます。

さらに、水は磁場や電波などの影響を受けますし、人間の思いや思考の影響も受けます。そのため、どんな波動やエネルギーの影響を受けるかによっても、水の性質は違ってきます。

時代は少し遡りますが、１９５６年、東南アジアのある国で大量殺戮兵器の開発について議論する会議が行われました。その会議中に水を飲んだ人たちが次々と重篤な食中毒症状を起こして倒れたというのです。原因調査が行われましたが、その水をいくら調べても、有毒物質は検出されず、通常の水と変わりませんでした。

これは、私の解釈ですが、その会議の参加者たちの思いが水の性質を変えてしまい、その水を飲んだために起こったのではと考えられます。

さらにぐっと時代を遡った15世紀のことです。偽りの告発により無罪の罪である大修道院の院長が投獄されてしまいました。40日間の獄中生活で、与えられたのは古いパンと悪臭を放つ腐った水のみだったといいます。しかし、彼は健康を害するどころか、ますます元気で健康になっていったというのです。

なぜそんなことが起こったのか本当のところは定かでありませんが、彼は尋問されたとき、次のように語ったといわれます。「腐った水に対して感謝の祈りを捧げ、試練を与えてくださったことを主に感謝しただけです」

このことも、人の思いや思考が水の性質を変えることを示していると考えられます。人が良い思いを持って水に接すると、それを記憶した水は私たちの身体にも良い働きをします。逆に、良くない思いを持って水に接すると、それを記憶した水は私たちの身体にも悪い働きをします。

ちなみに、これは私の体験から感じることですが、どうも水は、人間の肯定的な思いや思考よりも、否定的な思いや思考の影響を受けやすいようです。

先に述べましたように私たちの身体は、平均で約70％が水分で構成されますが、脳については約80％が水分で構成されています。水が体内でそれほど大きな割合を占めていて、私たちの思いや思考を情報として記憶しているとすれば、私たちの心の在り様がいかに身体に大きな影響を与えるか、容易に想像できることでしょう。

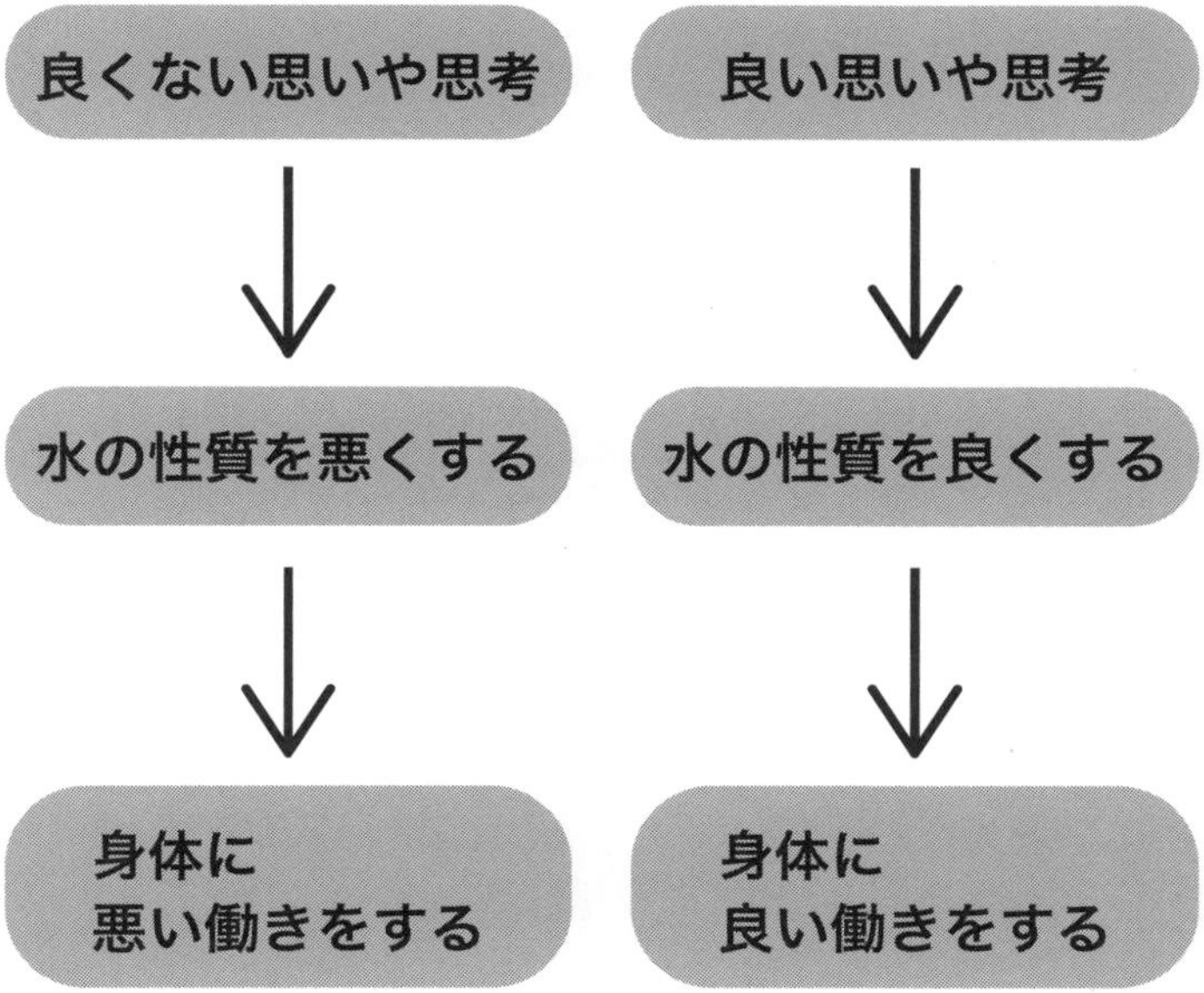
良くない思いや思考
水の性質を悪くする
身体に
悪い働きをする
良い思いや思考
水の性質を良くする
身体に
良い働きをする

「健全な魂は健全な身体に宿る」という諺がありますが、心と水の関係を考えますと、健全な心をもって生きてこそ健全な身体がつくられ、幸せな人生を過ごすことができると考えたほうがよさそうです。

もし否定的な思いを抱いたと気づいたら、水のことを思い出して、肯定的な思いに書き換えるよう心がけてください。

水を意識すると未来を変える可能性が広がる

水は私たちの思いや思考を情報として記憶すると何度か述べてきましたが、その思いや思考が音になって表現されたのが言葉です。この言葉のほうが思いや思考よりも強く水に記憶されるようです。

このことについて、私は次のように考えています。言葉を発すると、その波動やエネルギーが空間に存在する水により強く記憶されます。その水が周囲に拡散されていくことで影響が広がっていくのではないでしょうか。

日本には古来より「言霊《ことだま》」という思想があります。言葉には魂が宿っていて、そのとおりのことを起こす霊的な力を持っていると信じられてきました。このことも、水の存在を考えると納得がいきます。

ですから、私たちは自分の発する言葉に気をつけなければなりません。普段、どんな言葉を発して生活しているか、水の存在を意識していると、より気づきやすくなりますよ。

たとえば、思いどおりにならないことがあって愚痴や不平不満を言葉にしそうになったとき、水の存在を思い出して意識を切り替えてください。そこから、未来を変える可能性が広がっていくことでしょう。

2章

水との賢い付き合い方

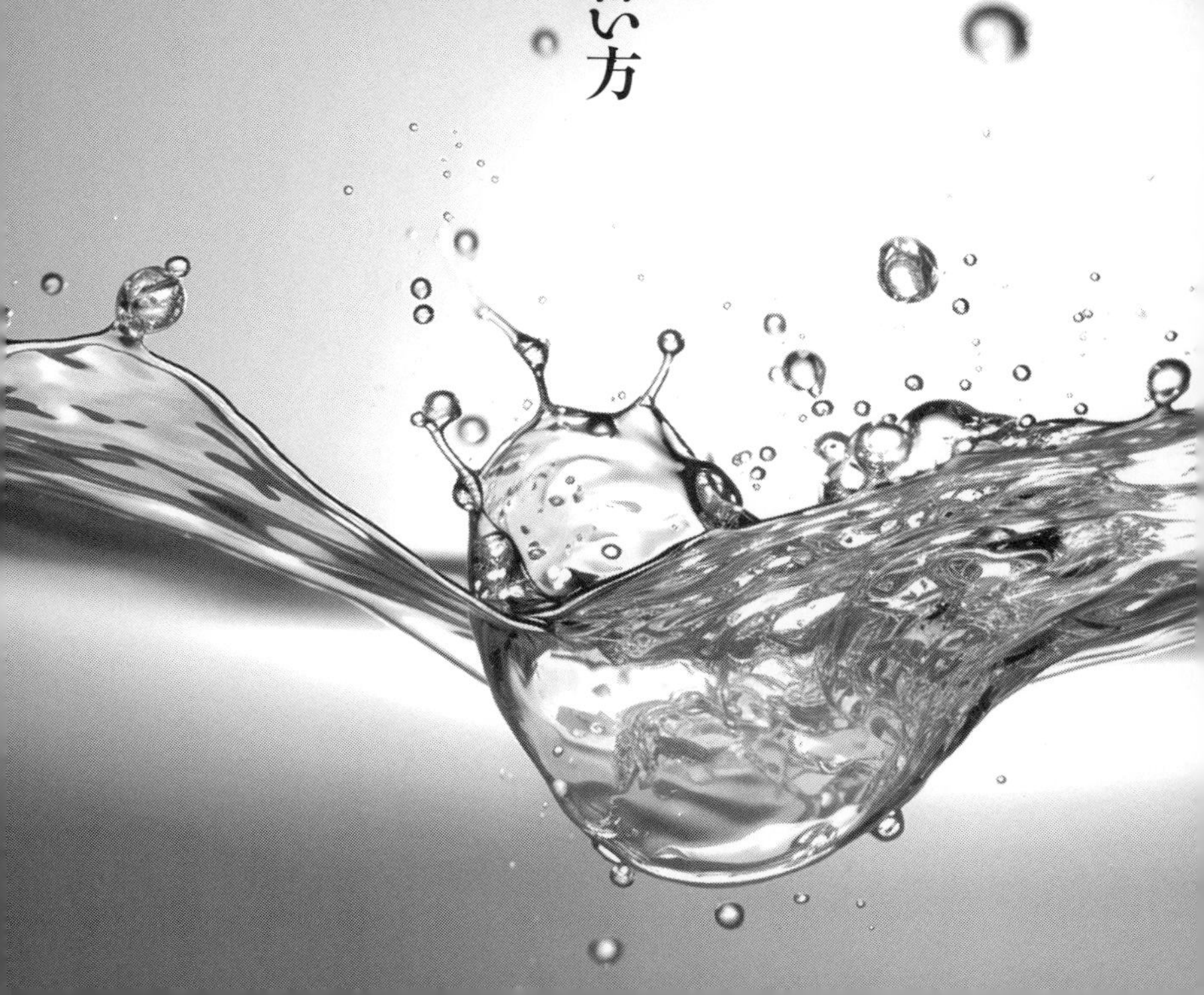

水こそが最高の自然薬

身体に必要な栄養素はすべて水を介して吸収されると述べましたが、「栄養成分よりも、それを溶かし出す溶媒としての水こそが最高の薬なのだ」と説いたといわれるバドマンゲリジ博士の『病気を治す飲水法』（中央アート出版社）はかつて世界中でベストセラーになりました。

このことについて、もう少し考えてみたいと思います。

私たちは平均すると、毎日2リットル前後の水分を摂取しています。水分の摂取というと、水を飲むことを思い浮かべますが、約1リットルは食品に含まれる水分であるといわれます。

その水分には身体に必要なさまざまな栄養素が溶け込んでいます。それは、水にはいろいろな物質を溶かす働きがあるからです。それを利用して、私たちの身体は必要とする栄養素をとり込んでいるのです。逆にいえば、私たちの身体は水分なしに栄養素をとり込むことはできず、生存することはできないということです。

体内で栄養素を全身の細胞に届けるためにも水が必要です。その栄養素を細胞で代謝するのにも水が必要ですし、身体に不要な異物や毒素を排出するためにも水が必要です。

水はまさしく健康のための自然薬のような働きをしてくれているのです。

このように理解すると、普段、口にしている食品に含まれる水分や、なんとなく飲んでいる水がいかに重要な役割をもっているか納得できます。もし身体の調子がおかしいと思ったら、最高の自然薬でもある水のこともしっかりチェックしてみてください。

体内での水の働き

　ここまで水の働きが私たちの身体に欠かせないことを述べてきましたが、ここでその働きを整理しておきたいと思います。

　東京医科歯科大学名誉教授の故・藤田紘一郎氏は著書『体をつくる水、壊す水』（ワニブックス）の中で、体内における水の役割について以下のような項目を挙げています。

・栄養素と老廃物の運搬
・新陳代謝の活発化
・体温調節
・恒常性（血圧や血糖値など）の維持
・血液の流れを良くすることで動脈硬化・脳梗塞・心筋梗塞の予防
・体内の機能を調整

一つひとつについて詳しくは述べませんが、これらを見るだけでも水が私たちの健康に大きく寄与していることがわかります。毎日、水を飲むとき、あるいは食品を口にするとき、その水が私たちの体内でこんなにたくさんの働きをしてくれていることを思い出してみてください。それだけでも、水にいい情報が記憶されていきますよ。

コラム 体内の水で病気がわかる⁉

慶應義塾大学医学部薬理学教室の安井正人教授は、身体の中に存在する水に着目して、生命現象や病気予防などについて研究されています。

それによれば、水はさまざまなものを溶かしますが、溶かしたものにより水分子の状態が変わるということです。この水分子の状態を〝映し出す鏡〟として用いる手法は「ウォーターミラー・アプローチ」と呼ばれています。

この研究が進むと、体内にある水分子の状態を調べることで、どんな疾病があるかを知ることができるようになる可能性があるというのです。

また、水は体内を絶えず循環していますが、その通り道である「アクアポリン」についても研究が進んでいます。アクアポリンはタンパク質の一種で、細胞表面で水分子だけを選択的に通す「水の通り道」としての役割をもつ物質です。

たとえば大量に汗をかいたり、水分摂取が少なかったりすると、体内の水分量を調節するために濃い尿が出たりします。それは、アクアポリンが体内の水分調整を行っているからだといいます。

これらはまだ研究途上ですが、体内にある水を調べることによって病気診断や治療、予防に応用できる日が来るかもしれません。安井教授は、「私たちの身体は、まだまだ解明できていない複雑なシステムをもっていますが、身体のキープレイヤーは水である」とも述べておられます。教授の研究が進むことを期待したいですね。

水道水は本当に危険な飲み物なのか

ここまで水と身体の関係について見てきましたが、では実際には、水とどのような付き合い方をするのがいいのでしょうか。まずは、私たちの一番身近にある水道水について考えてみることにします。

私が子どものころは、水道水をそのまま飲むのが普通でした。体育の授業が終わったら、みんな乾いた喉を潤しに水道の蛇口にまっしぐら。我先に並んでガブガブ飲んだものです。

ところが最近は、水道水をそのまま飲む方は少ないのではないでしょうか。「水道水？ そんな危ないもの飲めないわ！」と、ペットボトルの水を買って飲んだり、浄水器を設置したりしている方が多いのではないでしょうか。

ところが、それほど日本の水道水は危険なものなのかといいますと、じつは世界の中で日本の水道水ほど安全なものはありません。海外旅行に行かれたことがある方ならおわかりでしょうが、水道の蛇口をひねってそのまま水を飲める国はめったにありません。海外旅行のガイドブックに「お腹を下しますから、生水は絶対に飲まないように！」と書かれているのを読んだことがあると思います。

WHOによれば、その基準に達した水道水が飲める国は世界でたった9カ国しかありません。

水道水との上手な付き合い方

日本の水質基準は1957年に施行された「水道法」で定められています。各水道局は塩素で水の殺菌消毒をしていますが、水道水中の菌数

水道水が飲める国リスト

・日本
・南アフリカ共和国
・オーストリア
・アイスランド
・アイルランド
・スロベニア
・ドイツ
・フィンランド
・ノルウェー

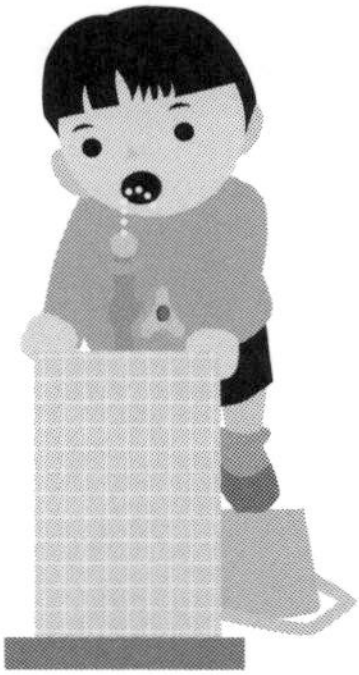

（国土交通省 HP より）

の基準はＷＨＯが定めている以上に厳しく、徹底した管理が行われています。そのため、私たちは安全性の極めて高い水道水を飲むことができますし、水道水を介した消化器系伝染病のリスクは非常に低くなっています。水道水を飲んでお腹を壊すこともまずありません。

それを可能にしているのは、塩素による消毒が徹底しているからです。おかげで感染症リスクは低減されていますが、その一方で水道水中の残留塩素が喘息やアレルギー、動脈硬化につながっている可能性も指摘されています。

近年、腸内環境と健康の関係が注目されていますが、塩素は腸内の悪玉菌だけでなく善玉菌も除去してしまうことが指摘されています。腸内細菌のバランスが崩れると免疫力が低下し、健康維持能力の低下を招くといわれています。

残留塩素が多い水は酸化力が強く、体内で活性酸素を発生させやすいといわれます。過剰な活性酸素はＤＮＡを傷つけたり、ガンや老化の原因になったりすることがよく知られています。

また、水を塩素で殺菌消毒する際に生じる化学物質トリハロメタンには発ガンの危険性があることも確認されています。

こうした問題があるにせよ、それでも水道水をそのまま飲めることは日本の誇りの一つです。その水道水とうまく付き合うためには、消毒殺菌のために使用される塩素の影響を回避しながら賢く付き合っていくことです。

そのために利用できる手段はいろいろ知られていますが、その大前提として、これまで述べてきた水の本質をよく理解しておくことが必要です。そのうえで、日本の水道水のプラス面を生かしながら、マイナス面をカバーする方法を工夫していくべきだと思います。

水に含まれるミネラル成分まで除去していないか

水道水に含まれている塩素などの不純物を除去するために浄水器がかなり普及し、さまざまな種類がありますが、フィルターの性能などによって除去できる物質は異なります。

自分に合った浄水器を選択することになりますが、逆浸透膜（ＲＯ膜）フィルターについては注意が必要です。逆浸透膜は水分子のみを通すため、水道水の不純物は最大限除去されますが、身体に必要なミネラル成分まで除去してしまうからです。

日本の水道水には、残留塩素など除去したい成分が含まれていますが、カルシウム、ナトリウム、カリウム、マグネシウムといったミネラルも含まれていて、健康維持に役立ちます。

そもそも浄水器は水から有害物質を取り除くためには有効ですが、水の性質を変えたり新たに成分を追加したりするものではありません。水道水に含まれるミネラル成分を活かしつつ、必要ならミネラル補給するという方法を選択することもできるでしょう。

コラム　硬水と軟水

日本の天然水は、とてもまろやかでおいしいといわれます。コンビニやスーパーには、いろんな天然水をペットボトルに入れたものが並んでいます。それぞれの味が違ういちばんの理由は、含有ミネラルの構成にあります。

それを示す目安のひとつが「硬度」です。これはミネラルの含有量によって決まりますが、実際にはカルシウムとマグネシウムの含有量で計算されます。硬度が高い水が硬水で、低い水は軟水です。全般的に、ヨーロッパの水は硬水で、日本の水は軟水であるといわれています。

一般にはミネラルが多い水のほうが身体にいいというイメージがあるようですが、そう単純ではありません。メリットとデメリットがあるからです。

ヨーロッパに駐在している方が現地の水で日本の緑茶をいれると、緑茶のもつ独特の風味が出ないという話を聞いたことがあります。日本茶は日本の軟水に合っていて、硬水には合わないからです。硬水だと石鹸の泡立ちが悪いという話もあります。

一方、日本の水道水のほとんどは軟水ですから、水道水で日本茶を入れても風味を楽しむことはできます。だから、日本の軟水がいいかというと、そうとばかりはいえません。軟水はミネラルの含有量が少ないため、水からミネラルを摂取することが難しいというデメリットもあります。

ケイ素は現代人に不足している必須ミネラル

「ハリウッドセレブたちが〝美の水〟としてシリカ水を飲んでいる」といわれます。ケイ素と酸素がくっついた二酸化ケイ素のことをシリカといい、それが水に溶けたのがシリカ水（オルトケイ酸）です。ハリウッドセレブたちは美容や健康のために、このシリカ水を飲んでケイ素を補給しているわけです。

たしかにケイ素は現代人に不足している必須ミネラルの一つで、美容効果や病気予防の有効性が注目されています。

ケイ素は主に土に含まれているミネラルで、これまでは野菜を食べることで補給してきました。しかし、化学肥料や農薬の使用が当たり前になった農地で栽培される野菜に含まれるケイ素はどんどん少なくなっています。その結果、せっかく野菜を食べていても、昔ほどケイ素を補給することができず、慢性的に不足状態になっていることがわかっています。

そもそもケイ素を含めてミネラルは体内で生成できないうえ、加齢とともに減少していきます。そのため、意識して補給する必要があるのです。

ケイ素は身体の骨、関節、血管、皮膚、毛髪、歯、爪などあらゆる部位に含まれています。不足すると、目に見える変化としては、肌がカサカサになる、爪が割れる、抜け毛・切れ毛が増えるといった現象が起こってきます。骨の代謝が低下し、骨粗しょう症のリスクが高くなることも指摘されています。

骨を強くするというと、「カルシウムをとればいい」と思われるかもしれませんが、ケイ素のほうがカルシウムよりも骨を強くする可能性が高いという研究報告もあります。

とくに女性は、閉経後にホルモンバランスが悪くなることで骨密度が急速に低下しやすく、骨がもろくなり骨粗鬆症になりやすいといわれます。そのために骨折しやすいのが背骨や大腿骨の付け根などです。転倒してこうした部位を骨折すると、寝たきりにつながることも多いので注意が必要です。これを予防する方法の一つとして、ケイ素を積極的に補給することはおすすめです。

そのほかに、ケイ素には血管を生成したり再生したりする働きがあるといわれます。たとえば、糖尿病は血管を傷つけてしまい、それにより認知症や壊疽などの危険性が高まりますが、これらの防止にもつながると報告されています。

脳内でのホルモン分泌をコントロールしている器官に松果体がありますが、この松果体の主要構成成分もケイ素です。松果体はグリーンピースほどの大きさの小さな器官ですが、ここからさまざまなホルモンが分泌されます。「幸せホルモン」とも呼ばれるセロトニン、睡眠を促すメラトニン、痛みを緩和させるベータエンドルフィンなどです。

このようなホルモンの分泌も含めて松果体は、小さいけれど私たちのメンタルの安定のためにとても大きな役割を果たしています。ところが、残念なことに現代人の松果体は石灰化して小さく縮こまっているといわれています。その原因のひとつがケイ素不足にありますから、ケイ素を積極的に補給することが求められているというのです。それは「幸せホルモン」の分泌を活発にして、幸福感を増すことにもつながると考えられます。

ケイ素とミトコンドリアの関係も注目されています。全身に存在するミトコンドリアの総重量は体重の約10％に相当し、身体に必要なエネルギーの約90％以上を作り出しているといわれます。ですから健康を維持するには、このミトコンドリアを活性化し代謝力を高めることがとても重要になります。

ケイ素にはこのミトコンドリアを活性化する働きがあり、生活習慣病を改善する可能性も注目されています。

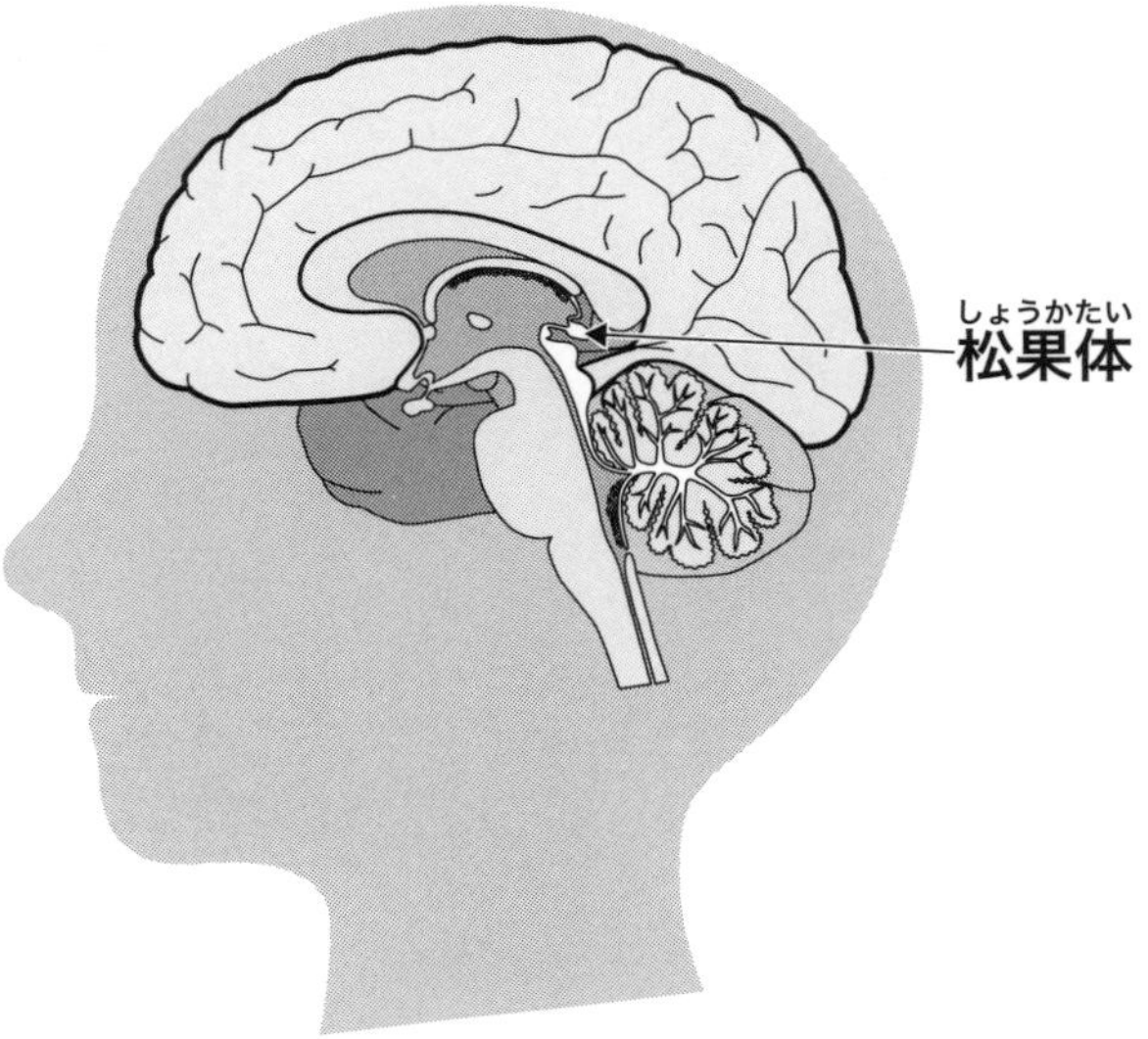

そのほかに、免疫力をアップさせる、腸内環境を整えるといった働きも期待されています。腸内環境の悪化がアレルギーやガンなど、さまざまな病気を引き起こすトリガーとなっていることはすでによく知られていますが、それにはケイ素不足を解消することも不可欠であるといわれます。

このようなケイ素の働きが次々と解明されてきたことで、ハリウッドセレブたちもシリカ水に注目するようになったのだと思われます。

高まる水素への期待

水素の活用で脱炭素社会への取り組みが行われていますが、私たちの健康面でも水素が注目されるようになり、たとえば水素水への関心も高まっています。しかし、そもそも水素がどのように身体に作用しているのか、はっきりとは理解されていないようです。

水素の原子番号は1で、気体としての水素は全物質のなかでもっとも密度が低く軽いとされています。その水素の体内における健康面の働きとして注目されているのが、活性酸素と結合して排出すること、すなわち活性酸素を無毒化することです。

活性酸素については、すでによく知られていますが、その働きには両面性があります。そもそも活性酸素とは、体内にとり込まれた酸素の一部が通常よりも活性化されたものです。殺菌力が強く、体内に侵入してきた細菌やウイルスを撃退する働きをしますが、増えすぎると、正常な細胞や遺伝子を酸化して傷つけてしまいます。その結果、さまざまな病気や不調が引き起こされるといわれます。

具体的には、動脈硬化などの循環器系疾患、糖尿病や肥満、アトピー性皮膚炎やシミ、シワなど皮膚に関する疾患、アレルギーなどの自己免疫疾患などに活性酸素が関与していることがわかっています。また、アルツハイマー病などの認知症と活性酸素の関係に関する研究も行われています。

ですから、体内で増えすぎた活性酸素を除去することが健康長寿のための重要なテーマになるのは当然です。その一つとして水素の働きも注目されているようです。水素が体内で増えすぎた活性酸素と結合して体外に排出する働きをするからです。その結果、病気の予防や健康維持の可能性が高まるため、今後は健康面での水素の働きにもますます関心が高まっていくことでしょう。

水素水については、水素分子が非常に小さいため、人工的に製造した水素水をペットボトル（プラスチック）に入れても簡単に抜けてしまうといわれています。どのような状態にすれば水素をより効果的にとり込むことができるか、探っていく必要があります。

アルカリ水を活用する

アルカリ性の水には、水素水と同様、酸化されたものをもとに戻す還元力があり、活性酸素の害を消してくれると考えられています。

人間の場合、体液・血液がpH７・４前後で弱アルカリ性になっているとき、新陳代謝がもっとも活発になるといわれます。ところが、身体が疲れてくると酸性化しますし、食品添加物などの化学物質が含まれる食品をとっていても酸性化しやすくなります。

対策としては、身体の疲れをためないこと、アルカリ水などpH７・４

前後の水を飲むことなどで身体を弱アルカリ性に保つよう普段から心がけることです。

アルカリ水を飲む際の指標としては酸化還元電位がひとつの目安になります。これは酸化させる作用と還元させる作用の差を電位差で表したものです。その数値がプラスになるほど酸化力が強いことを示し、マイナスになるほど還元力が強いことを示します。

このことを踏まえて、自分の身体に合ったアルカリ水を選び、身体の酸性化を防ぎ、弱アルカリ性に保つよう心がけることも必要でしょう。病気の予防や健康維持に役立つにちがいありません。

3章 水で生命を癒す

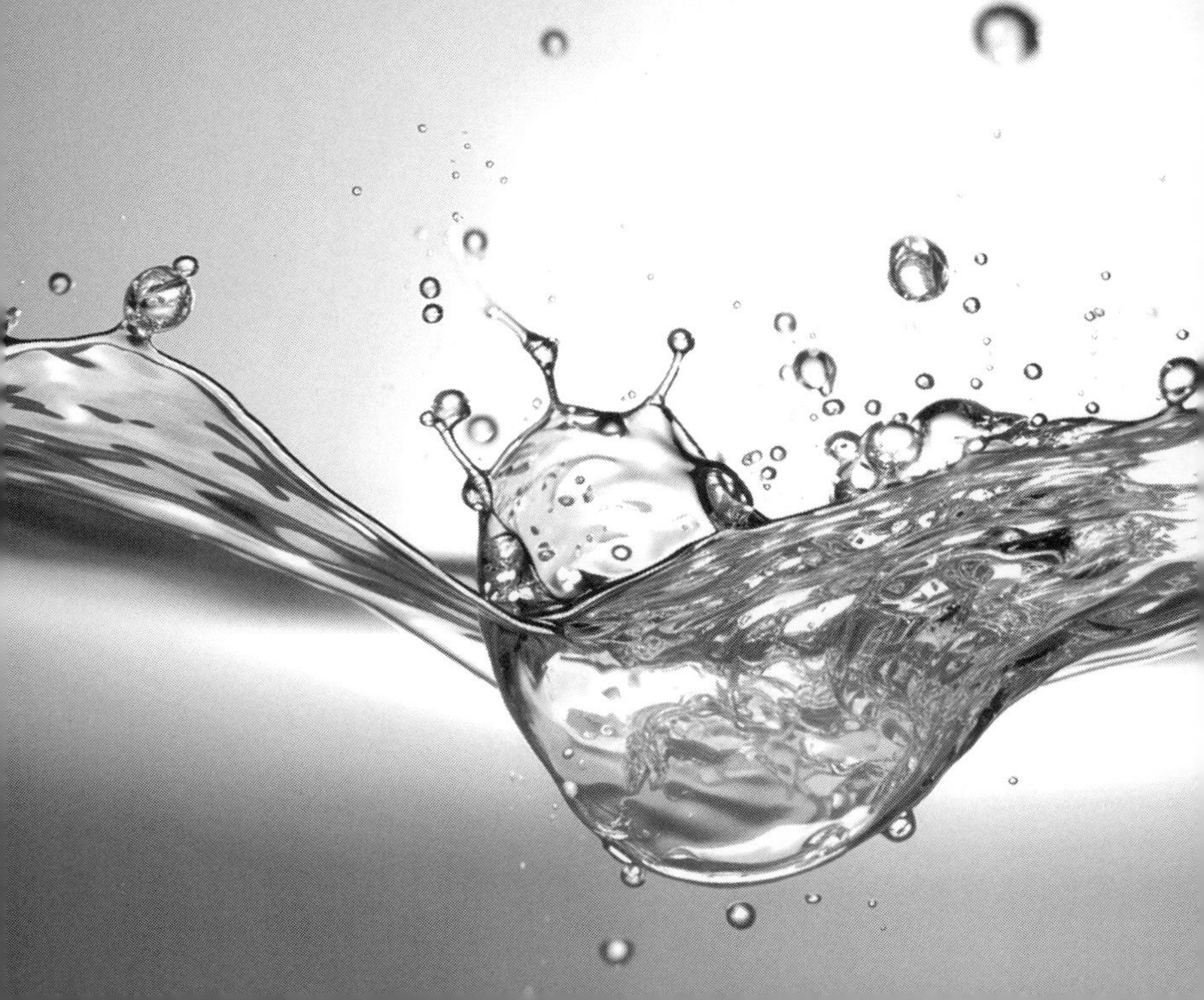

東洋医学から見た水の役割

序章で述べましたが、私は「東洋人である日本人には東洋医学のほうが合っている」と考えるようになり、東洋医学を学ぶようになりました。そのなかで、あらためて水の可能性に注目するようになりました。

西洋医学は、人体の各器官を細分化して分析し、どこに異常があるのかを特定して対処します。これに対して、東洋医学は人体を統一されたものと認識し、部分的に見るのではなく全体のバランスを見ながら対処します。

両者にはそれぞれ利点と欠点がありますが、明治以降、西洋医学一辺倒になってしまいました。そこで、あらためて東洋医学的なアプローチを取り入れることで両者の良さを活かすことができるのではないかと考えるようになりました。そのなかで水の役割もさらにはっきりと見えて

「氣血水」の相互作用

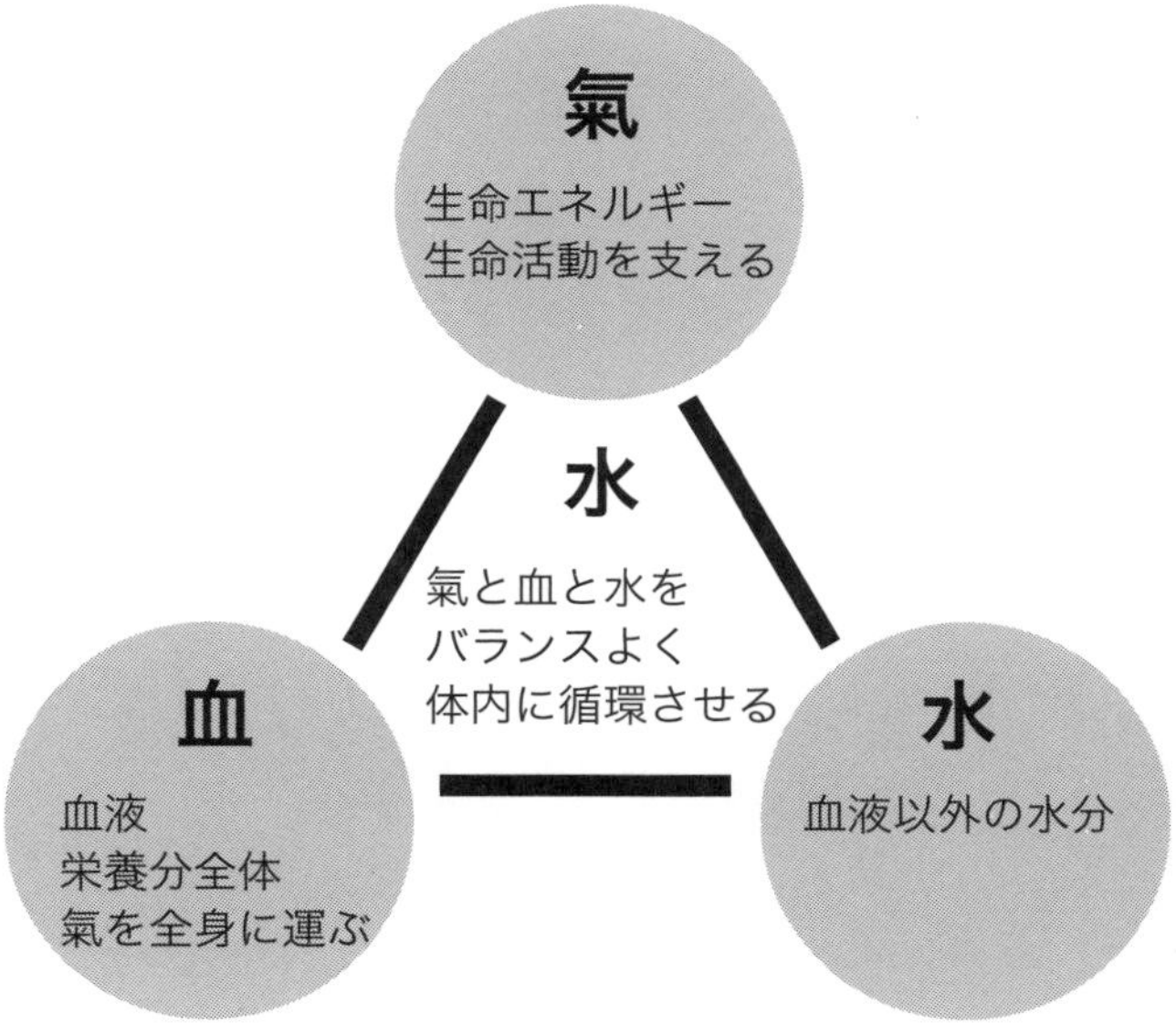
氣
生命エネルギー
生命活動を支える
水
氣と血と水を
バランスよく
体内に循環させる
血
血液
栄養分全体
氣を全身に運ぶ
水
血液以外の水分

きたのです。

東洋医学の基本理論に「氣血水」という考え方があります。人体の主要な構成要素は「氣」と「血」と「水（津液）」という3つで、これらが相互に作用し合い、調整し合って体の機能を正常に維持していると考えられています。

まず「氣」です。これは目には見えませんが、体の中を循環して生命活動を支える生命エネルギーです。次の「血」は、血液だけではなく栄養分全体を表しています。「氣」を全身に運ぶ働きもあります。そして「水（津液）」は血液以外の水分を意味し、体の中を潤します。

私たちが毎日飲む水は、この「血」と「水（津液）」の原料になります。また、「氣」と「血」と「水（津液）」をバランスよく体内に循環させる役割を担っています。

血液の半分以上は血漿という液体で出来ていて、その血漿の90％以上は水分です。すなわち血液の半分は水なのです。ですから、水分が足りないと血液がドロドロになるのは当然ですし、血栓が出来やすくなったり血圧が上がったりして、いろいろな健康障害につながると考えられます。

このように東洋医学的な視点も含めて見ていくと、体内における水の役割がよりはっきりと見えてきます。

解毒（デトックス）には水が不可欠

次に、解毒と水の関係について考えてみます。

私たちは日々、食物からタンパク質や炭水化物、脂肪などの栄養素を摂取しています。しかし残念なことに、食物に含まれている残留農薬や添加物などの化学物質もいっしょに体内にとり込むリスクも抱えています。水道水に含まれる残留塩素などもそうです。

そうして体内に有害物質が溜まり、体内の代謝活動で生じる老廃物なども溜まると、さまざまな機能障害が起こり、体調不良や病気発症のリスクが高くなるといわれます。

そうならないように、身体には解毒作用がありますが、その主役が肝臓と腎臓です。肝臓は「解毒のキング」で、腎臓は「解毒のクイーン」であるともいわれます。その違いをシンプルにいえば、水に溶けにくい毒素の解毒担当が肝臓で、水に溶けやすい毒素の解毒担当が腎臓であるといえそうです。

とりわけ重要なことを「肝腎要」といいますが、それは肝臓と腎臓が人体の要であり、もっとも重要な臓器であるからです。肝臓と腎臓が解毒の主役であることを見ても、まさしくそのとおりです。

一般に肝臓による解毒といえば、アルコールの解毒を思い浮かべるかもしれません。たしかにそれも肝臓が行っている解毒のひとつですが、アンモニアや薬の解毒も行っていることはよく知られているとおりです。

「薬をどうして解毒？」と思われますか。たとえば、服用することが多い風邪薬にはもともと毒性のある化学物質が含まれています。続けて飲んでいると、解毒の負担が大きくなり、肝臓が機能障害を起こす危険性もあるというのです。

薬だけではありません。副作用が少ないとされるサプリメントでも、身体に合わないままとり続けていると、肝臓への負担が大きくなり、機能低下を招く可能性も出てくると思われます。

次に腎臓ですが、腎臓は血液のフィルターの役割を果たしています。血液内の老廃物や水分をこし出し、尿として排出します。いわば血液の浄化工場のような役割をしているのが腎臓なのです。

いろんな要因がありますが、解毒の負担が大きくなることも腎臓の機能を低下させたり、失わせたりします。この状態が過度に悪化したとき、それをカバーするために行われる治療が人工透析であるといわれます。

環境汚染や食物汚染がますます進み、体内に毒素が蓄積されやすくなっていると考えられます。その分、肝臓と腎臓による解毒の役割がますます大きくなり、負担も大きくなっていると思われます。

ところが、これらの臓器は「沈黙の臓器」ともいわれ、異常があってもなかなか自覚症状が出にくいため、気づいたときはかなり症状が悪化していることが多いようです。近年は、とくに腎臓の悪化が目立っています。

私たちが日常的に行える対策としては、できるだけ毒素をとり込まないように心がけることと、解毒を促す生活をすることで肝臓と腎臓の負担を軽減することであると考えられます。そのために、すぐできることが水を上手にとることです。

コラム 毛髪から身体の状態がわかる

自分の体内にどんな毒素が、どれくらい蓄積してしまっているのかを知っておくと、より効果的に解毒対策を実行しやすくなります。私の主宰する「ホリスティック美容食育アカデミー」では、カウンセリングの際に毛髪ミネラル検査をすすめています。

毛髪ミネラル検査は血液検査と違って、長期間の栄養状態と有害物質の蓄積状態がデータとして得られます。この検査は、約20年前から検査データが蓄積されていて、有害物質と病気の関係について多くの論文が出ています。

「ホリスティック美容食育アカデミー」では、予防医学研究所のご協力のもと、カウンセリングや「0円断食」の指導に毛髪ミネラル検査を活用しています。

上手に水分補給すれば安全に解毒できる

体内毒素が増え続け、解毒（デトックス）の必要が大きくなる一方、解毒の主役である肝臓と腎臓の機能低下が進む傾向があります。その対策としてすぐに取り組めるのが水分補給を意識することだと考えられます。

水分補給の「水分」は水であって、コーヒーや紅茶、ジュース類ではありません。ましてやビールやお酒でもありません。水そのものでなければ、解毒はできないのです。

「はじめに」でも述べましたが、掃除をするときは水を使います。たとえば、お風呂掃除のときスポンジと洗剤だけでゴシゴシこするだけでは汚れは落としきれません。最後に必ず水で流します。

身体の中も同じで、老廃物などの毒素を体外に排出するには水で流す必要があります。それには、水をしっかり飲むことが大切です。これが私が水を飲むことを推奨している理由のひとつでもありますが、もうひとつ理由があります。それは、水は毎日飲んでも基本的には危険性がきわめて少ないことです。

最近は身体の不調を少し感じると、すぐに薬やサプリメントに頼る方が多いように感じます。それが健康回復に役立つのは確かかもしれませんが、同時に水をしっかり飲まなければ肝臓や腎臓の負担を大きくしてしまうことも考えておくべきでしょう。

その点、水には基本的に副作用がなく、適度に飲み続けていれば安全です。うれしいことにコストもほとんどかかりません。

前著『幸せもキレイも手に入る「0円断食」の魔法』で述べましたが、断食（ファスティング）も解毒に有効です。その際に水を飲むことはとても重要になります。関心のある方は、そちらもぜひご一読ください。

飲む水の量も大事

美容食育のなかで「健康のために水を飲んでください」と言うと、躊躇う方がいらっしゃいます。理由を聞くと、女性の方で多いのは以下の二つです。

「水を飲んだらむくんでしまう」

「ダイエットしたいから水を飲むのを我慢している」

しかし、実際は水を飲むのを控えることで状態を悪化させてしまう可能性が高いのです。

「むくみ」は、細胞の代謝が悪くなって老廃物が体に溜まっている状態です。水分が溜まりすぎているのではなく、逆に水不足になっている可能性が高いのです。ですから、むくんでいると思ったときは、どれくらい水を飲んでいるか見直してください。

ダイエットについては、飲食を減らすイメージがあるため飲む水の量も減らすと思われる方がいますが、そうではありません。水を飲むことでエネルギー代謝が活発になり、ダイエット効果を得やすくなります。ドイツ栄養研究所のM・ボッシュマンの研究発表によれば、0・5リットルの水を飲んだ後、消費エネルギーが30%も高まったといいます（藤田紘一郎『体をつくる水、壊す水』［ワニブックス］）。

たしかに水を飲むのがいいことはわかったけれど、自分の場合はどれだけ飲めばいいのだろうか、と質問されることがよくあります。

1日に必要な水分摂取量は統一されていませんが、厚生労働省によれば1日に必要な水分量を2・5リットル、食べ物に含まれる水の量と体内でつくられる水の量を1・3リットルとして、飲む水の量は1・2リットルが目安であるとしています。

ただし、実際には体重によっても変化します。たとえば「体重×40cc」で計算する方法もあります。

私がダイエットのカウンセリングをした方で、体重が50kgの方と、70kgの方が同じく1日2リットルの水を飲まれていたことがあります。お二人とも同じダイエットを実践されたのですが、50kgの方は痩せたのに、70kgの方はほとんど痩せませんでした。そこで、70kgの方が2・8リットル飲むようにすると痩せたのです。体重によって飲む水の量は変わってくることがわかりました。

年齢によっても、水の量は変化します。たとえば、65歳以上の場合は「体重×35cc」などと計算します。全般に加齢によって腎臓が弱っている場合が多いので、年齢が高くなるほど飲む水の量は減ってきます。

なお、水の飲み方については、一気に大量に飲むのではなく、こまめに飲むのがおすすめです。そのほうが血管の弾力性が高まって血流もよくなり、新陳代謝が活発になって免疫力も高まります。

朝起きたら1杯の水を飲む

水を飲むタイミングも大切です。順天堂大学医学部教授の小林弘行氏は、著書『病に好かれる人　病に嫌われる人』（講談社）のなかで、水を飲むタイミングによって身体の機能に違いが出てくると述べられていいます。そして、必ず飲んでほしいタイミングは朝だといいます。

寝ている間に失われた水分を朝の水で補給できるとともに、胃腸の蠕動運動を促すことになるからです。コップ1杯の水を飲むことで、腸が動き出して自然な便意が促されますし、水分によって柔らかくなった便がスムーズに出やすくなるというのです。

また、腸は消化・排泄だけでなく、食べ物から栄養を血液に取り込む働きをしますが、その動きが水を飲むことで活発になり、栄養たっぷりの血液が全身にめぐるようになるといいます。

朝1杯の水は腸だけでなく、副交感神経を刺激することで自律神経のバランスを整えることにもつながり、イライラ防止にもなると述べています。

朝起きたら、200〜250ccの水を一気に飲むことをおすすめします。体調に配慮しながら、このことを朝の習慣に加えて健康生活を送ってください。

コラム① 五行説でわかる水の特性

東洋医学の基本概念である「五行説」によれば、世の中のあらゆるものは木火土金水の5つの要素に当てはまります。そして、その5つの要素のバランスがたいへん重要であると教えています。

この五行説を使うと「自分の取扱説明書」が得られます。

昔は今のように血液検査やDNAを調べることはできませんでしたから、その代わりに生年月日を使って、その人の五行の属性を知り、バランスをとる方法を見出していたのです。

今は医学が進歩して、そんなとらえ方は非科学的だと思う人が多いでしょうが、現代医学ではわからない身体の症状は山ほどあります。

あらためて東洋医学からの見方を探っていくと、生まれつき弱い臓器がわかったり、身体の不調を引き起こしている考え方の傾向や偏りなどが見えてきたりします。

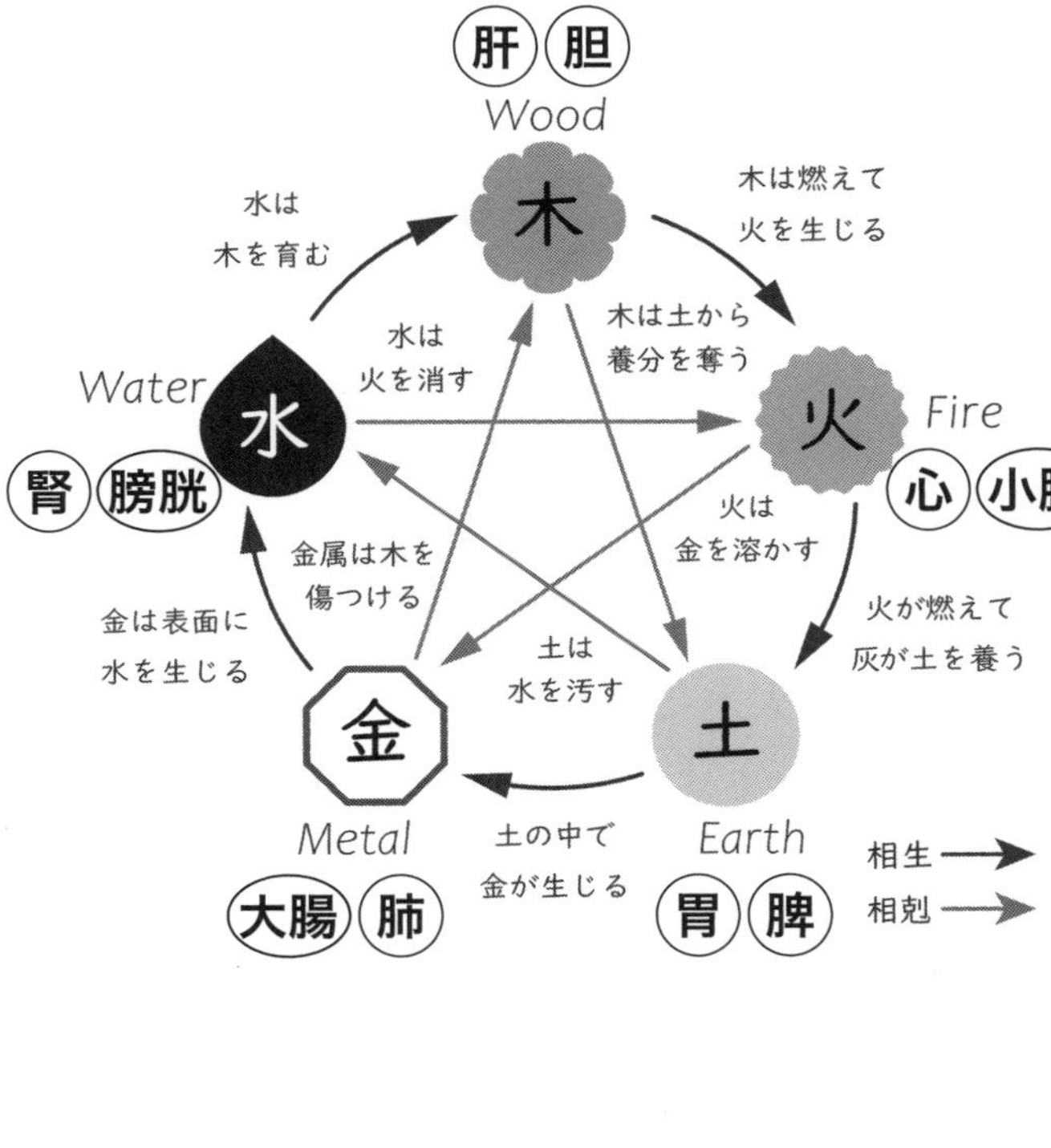
肝
胆
Wood
木
木は燃えて
火を生じる
水は
木を育む
木は土から
養分を奪う
水は
火を消す
Water
水
Fire
火
腎
膀胱
心
小腸
火は
金を溶かす
金属は木を
傷つける
金は表面に
水を生じる
火が燃えて
灰が土を養う
土は
水を汚す
金
土
Metal
土の中で
金が生じる
Earth
相生
相剋
大腸
肺
胃
脾

さらに生来の自分の特性が見えてきて、どういうところに気をつけて生活すると健康でいられるのか、身体の調子が悪いときはどう向き合っていけばいいのかもわかってきます。

私の例で説明しますと、序章で述べたように、私の場合は水の要素が0でした。

前頁の図を見るとわかりますように水に対応する臓器は「腎」と「膀胱」です。たしかに私は水がゼロだったので、これらの臓器が弱かったことも「そのとおりだ！」とびっくりしました。

じつは私は、小学6年生まで夜尿症がありましたし、膀胱炎になることもしょっちゅうでした。高校生のときには腎盂炎になったこともあります。そして、とても怖がりでした。

五行説を通して、そんな私に必要なのは「水」を補うことだと知りました。序章で触れましたように、そのことが、その後の人生において水と深く関わるきっかけになったのです。

私がカウンセリングを行ったなかに「火」の要素ばかりという方がいました。この方には、「火」を鎮めるために意識して水を飲むようにアドバイスしました。

ちなみに、五行説を使った「自分の取扱説明書」はとても興味深いものです。関心のある方は、ホリスティックアカデミーの初級コースでも学べますので参加してみてください。

コラム②　季節によって注意すべき病気

陰陽五行説から見ますと、「水」が弱まる時期があります。それは、湿度が高い時期で、主には梅雨から夏にかけての時期です。

たとえば、梅雨の時期に体調を崩す方の多くは、「水」が弱まることで身体に冷えを感じます。それは、「湿邪《しつじゃ》」と呼ばれる水の邪気が冷えを引き起こすからだといわれています。

湿度の高い夏には、甘いものや冷たいものが食べたくなりますが、こうしたことも湿邪により身体を冷やしますし、ずっとクーラーの効いた部屋にいたり、お風呂に入らずシャワーだけで済ましたりすることも湿邪による冷えをもたらします。

湿邪による冷えを防ぐには水が必要です。湿度の高いときは、アルコールやコーヒー、緑茶、清涼飲料水などを控えて、必ず水を飲むようにしてください。そうすることで体調不良の改善を実感できると思います。

また、湿邪で身体が弱っているなと思ったら、お腹と足首を温めると非常に効果的です。夏用の腹巻きや薄手のレッグウォーマーなどがおすすめです。

そのほかに、湿邪を撃退するには「42℃のお風呂に15分入る」「朝起きたときに500ccの水を飲む」「就寝の2時間前に500ccの水を飲む」といったことも体調の改善につながりやすいので試してみてください。

陰陽五行説では夏は「水」が弱まりますから、水をしっかり補給して乗り越えてください。

経皮毒対策には使う水にも注意が必要

人が一日に飲む水の量は標準で2リットル前後といわれますが、水は口からだけでなく、皮膚からも吸収されます。たとえば風呂やシャワーなどで皮膚が水に触れるなどしていると、皮膚から最大で約1・5リットルの水分が吸収されるともいわれます。

じつは皮膚からは水分だけでなく、さまざまな栄養成分も吸収されています。このことを「経皮吸収」といいます。その機能を利用した医薬品も開発され、治療に利用されています。たとえば、禁煙したい人が皮膚に貼る「ニコチンパッチ」などもそのひとつです。

ところが皮膚が吸収するのは、身体に有効なものだけではありません。化学物質などの毒素も吸収されてしまいます。このことを「経皮毒」といいます。皮膚全体が経皮毒の対象になりますが、なかでも陰部からの毒素吸収率は腕の約42倍も高いという説もあります。とくにお風呂に入るときは陰部が無防備にさらされるため、お風呂で使う水には注意が必要です。

口から入ってきた化学物質などの毒素は主に肝臓や腎臓で解毒されると述べましたが、皮膚から吸収された化学物質などの毒素は脂に溶けやすいため、脂肪組織に蓄積されていきます。皮下脂肪はもちろん、精巣・卵巣といった脂肪の多い組織にも多く蓄積されやすいといわれます。

たとえば、お風呂で使うシャンプー類に化学物質が多いと経皮毒の危険性が大きくなりますし、水道水に含まれる塩素などもチェックが必要です。とくに女性の場合は化粧品のチェックが必要かもしれません。

私がカウンセリングをするなかでは、お風呂で使う水を変えたら妊娠できたというケースがいくつもあります。これは私の推測ですが、経皮毒が減少したことも関係しているのではないかと考えています。

また、うまく妊娠できたとして、とくに子宮や卵巣などに蓄積しやすい化学物質の場合は、羊水や胎盤を通じて胎児に影響を及ぼす可能性も考えられます。

私の子どものころと比べて、ＡＤＨＤ（注意欠陥多動性障害）やアレルギー疾患のある子どもたちが増えています。因果関係がはっきりと証明されているわけではありませんが、体内毒素も原因の一つであると考える専門家の指摘もあります。

ですから、口から飲む水だけでなく、お風呂やシャワーに使う水に何が含まれているか、もっと関心をもつ必要があるでしょう。

終章

次世代に生命をつなぐために

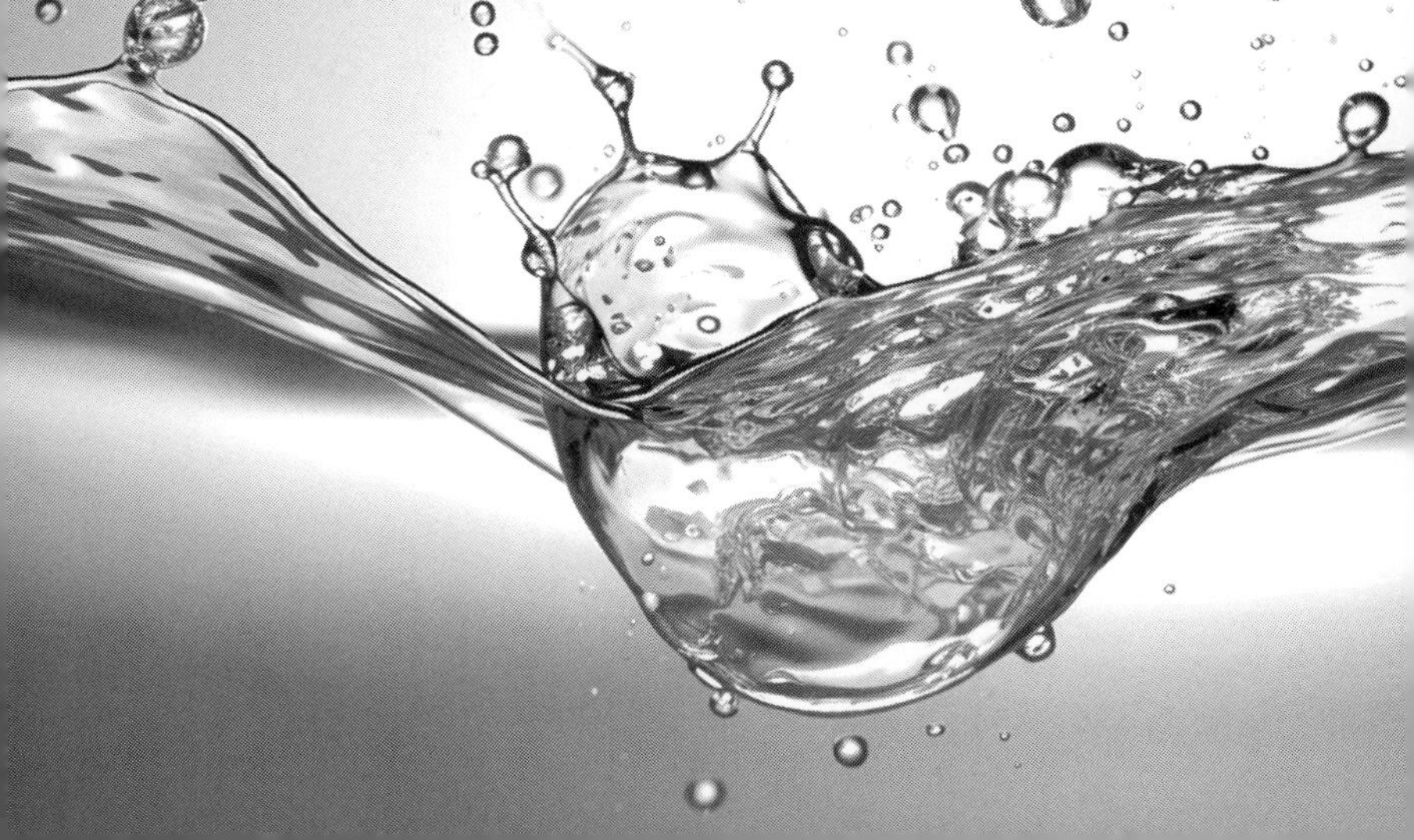

日本の〝水事情〟

私は長年、心身と水との関係を探っていくうちに、〝水は生命そのものである〟と考えるようになりました。

私にはまだ幼い孫が２人います。彼らが大人になり、そしてその子やその孫の世代にまで生命が繋っていくには、そのような水を安全に次世代に残していく責任が私たち大人にあると強く感じています。

そこでこの章では、日本の〝水事情〟について考えてみることにします。

最近の情報では、沖縄県内の河川や地下水からＰＦＯＳ（ペルフルオロオクタンスホル酸）とＰＦＯＡ（ペルフルオロクタン酸）が高い濃度で検出されたといわれています。ＰＦＯＳはアメリカで開発された界面活性剤で、ＰＦＯＡも同様の性質をもつ類似の化合物です。

界面活性剤は洗剤の主成分ですが、皮膚から吸収されて体内に蓄積される危険性がありますし、妊娠にも影響を及ぼす可能性が十分あると思われます。

また、２０１９年の全国調査で有機フッ素化合物（ＰＦＡＳ）が沖縄県を中心とした多くの米軍基地周辺地点から放出されていることがわかりました。ＰＦＡＳのなかでも代表的なものが先ほど述べたＰＦＯＳとＰＦＡＳです。

これらは、水や油をはじく、光や熱に強い、生分解を受けないといった特性があるため、撥水剤、表面処理剤、乳化剤、消火剤、コーティング剤などに幅広く利用されてきました。その利便性の高さから「永遠に残る化学物質」ともいわれるほどです。

ところが、環境中や生体内では分解されにくく、長く残留する危険性をもっていることが指摘されています。たとえば、アメリカでテフロン加工にＰＦＯＡを使っている工場がＰＦＯＡを含む汚染排水を垂れ流していました。そのために、工場周辺の住民に腎臓ガンなどの健康被害が起こっていることが明らかになりました。

ＰＦＯＡが身体に取り込まれると、腎臓ガンのほかに高コレステロール、甲状腺疾患、潰瘍性大腸炎、精巣ガン、妊娠性高血圧などの発症リスクが上昇するといわれます。

日本では高濃度のＰＦＯＳ、ＰＦＯＡが検出された地点の水はいずれも飲料用ではなかったものの、２０２０年から水道水の水質管理目標設定項目として暫定目標値がようやく設定されました。

しかし、これらの化学物質は今でも広範に使用され続けていますし、すでに環境中に分解されないまま存在し続けています。それらがいずれ私たちの体内にとり込まれ、蓄積されていくと考えたほうがいいでしょう。

先に述べた沖縄県に関しては、浄水場の取水源である河川でもＰＦＯＡなどが検出されています。沖縄最大の浄水場では活性炭を使って独自に除去しているといいますが、日本全国での実態把握をもっと急ぐべきでしょう。

化学物質が体に蓄積されていく

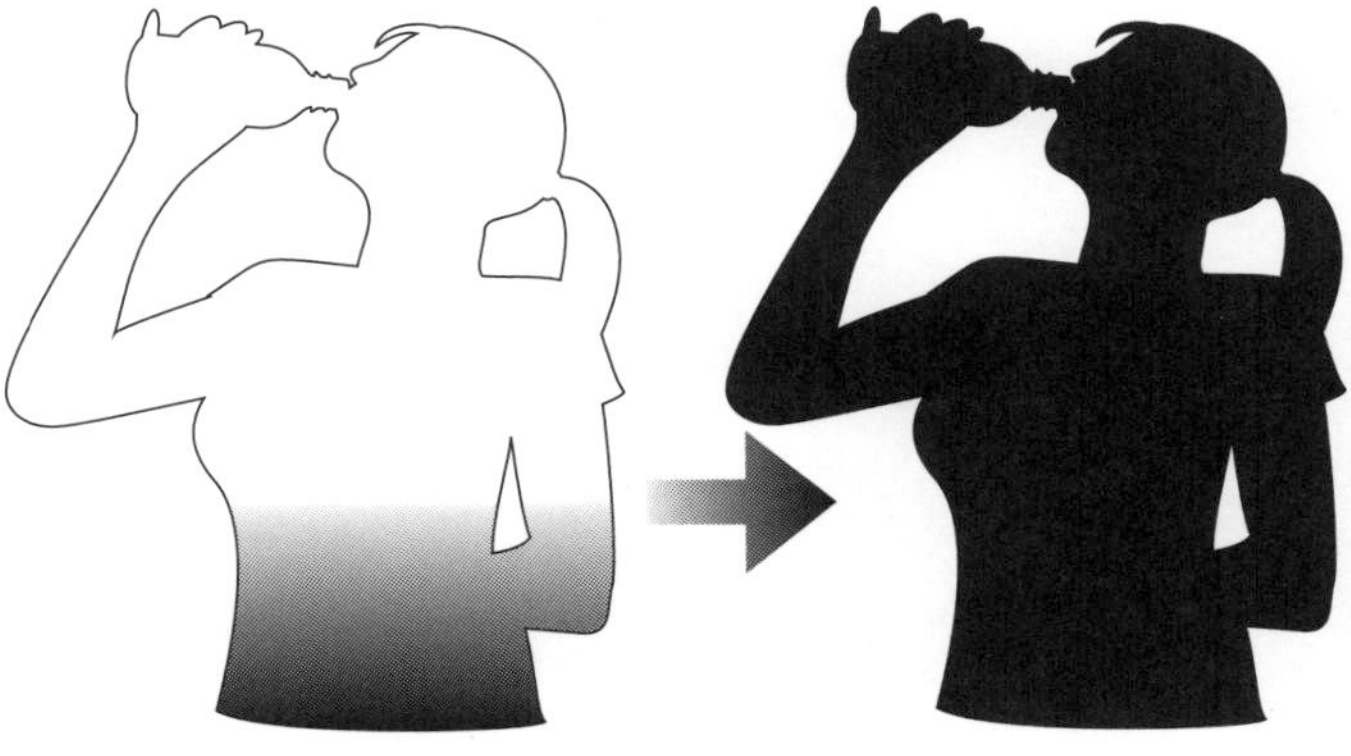

日本の水源地を守る

日本に住んでいると気づかないかもしれませんが、日本は非常に水が豊かな国です。たとえば東南アジア一の先進国であるシンガポールは、水資源が不足しているため、マレーシアから水を輸入しています。隣国中国も、水質汚染などもあり深刻な水不足という問題を抱えています。

世界にはこのように水不足に苦しむ国がいくつもあります。そのため外国資本が日本の水を狙って水源地の山林を買っていることが指摘されはじめて10年以上経ちます。

しかし今でも日本では、外国人が簡単に土地を取得することができ、水源林の売買に関しても取引を制限する法律はありません。２０１９年に農林水産省が発表した「外国資本による森林買収に関する調査について」では、２０１８年に外国資本によって森林が買収された状況が都道府県別に発表されています。

それによれば、日本全国で30件の森林、総面積３７３haが買収されていて、そのうちの13件は中国人または中国系法人です。しかも、買収総面積のうち１０８haは北海道です。

森林は水源地であることが多いので、このまま放置しておくと日本の豊かな水が危機にさらされてしまいかねません。

すべては一人ひとりの意識を変えることから

ここまでお読みいただいて、みなさんはどう思われたでしょうか。

「もうだめだ」

「なんとかしたいけど、私なんか何もできない」

そんな感想をもたれる方もいらっしゃるかもしれません。でも、１章でお伝えしたことを思い出してみてください。そのネガティブな思いは水を通して伝わり、ネガティブな現実を引き寄せてしまいます。

私が本書で伝えたい大切なテーマのひとつが、私たちの思いや思考はポジティブなものでもネガティブなものでも水を通して現実化していくということです。ですから、私たちの思いや思考が変われば、必ず現実も変わります。その第一歩が水を知り、水を意識することなのです。

そのうえで、何でもいいです、私がここまで述べてきたことで、何か一つでも気になることがあれば、そのことについて考えてみてください。あるいは、ご家族、お友達に話してみてください。そうすることで思いはさらに強くなり波動になって周りにも必ず伝播していきます。

最後に、ブルース・リーの言葉を紹介します。約半世紀前に亡くなった、しかし今なお多くの人を魅了してやまない、カンフーブームの立役者の言葉です。

「Be Water.」（水になれ）

この言葉は彼の武術の哲学を表しているとされ、その前には以下のような文があります。

「隙間を通り抜ける水のようになりなさい。自己主張しないで対象に順応すれば、回り道や抜け道が見つかる。自分の中に凝り固まったものがなければ、外部にあるものはおのずから姿を表す。

心を空っぽにし、水のように形なきものとなりなさい。水はカップに入れると、カップになる。ボトルに入れるとボトルになる。ポットに入れるとポットになる。水は流れることも、ものを打ち砕くこともできる。水になりなさい、わが友よ」（ブルース・リー）

原文

"Be like water making its way through cracks. Do not be assertive, but adjust to the object, and you shall find a way around or through it. If nothing within you stays rigid, outward things will disclose themselves.

Empty your mind, be formless. Shapeless, like water. If you put water into a cup, it becomes the cup. You put water into a bottle and it becomes the bottle. You put it in a teapot, it becomes the teapot. Now, water can flow or it can crash. Be water, my friend." Bruce Lee

固定観念に執着したり、変化を恐れたりせず、自由に柔軟な考えを持てば、私たちは何にでもなれます。強い力を持つことができます。ブルース・リーはそんなことを言っているのではないでしょうか。

私もブルース・リーの言葉を借りて、この本を読んでくださったあなたに、以下の言葉をお伝えします。

「わが友よ、ともに水になりましょう！」

おわりに

最近、宇宙人が地球のエネルギーである水を奪うために地球を総攻撃してくるという海外映画を観ました。大変興味深い映画でした。その中で語られた次の言葉を聞いて、あらためて感銘を受けました。

「天体の中で水をエネルギーとしている惑星は地球だけである。そこに生きる私たち人間の身体の水分量は地球と同じである」

地球にあるものはほとんどのものが変化し続けていますが、水だけは決して変化せず存在しています。水はとても不思議な物質なのです。しかも、地球に生物が誕生したのは水があったからです。

そんな「生命の根源である水」が絶え間なく供給される現代社会に生きる私たちはなんと恵まれていることでしょう。にもかかわらず、かつての私がそうだったように、水のことを本当に理解し、水に意識を向けて生活している人は少ないようです。周りに水があることを当たり前のように感じてしまうからでしょう。

私はこの16年間、食育に取り組みながら、幸せもキレイも手に入れる食べ方や意識の持ち方について学び、伝えることに専念してきました。それが私の今世における使命だと思っているからです。

そのなかで水の果たしている役割がきわめて大きいことや、その水との効果的な付き合い方について明らかになったことを本書で述べました。とくに水と身体の関係についてもう一度くり返しますと、体内で栄養素が吸収されて全身の細胞に供給されるために、また体内の毒素が肝臓と腎臓を中心に解毒されるために中心的に働いているのが水だということです。

たとえば、身体にいいと思って食事をしても水分不足だと、栄養素はしっかり吸収されて細胞に行き渡りませんし、代謝も悪くなります。そ

の結果、

「こんな栄養バランスを考えて食事をしているのに……」と悩んでおられる方たちをたくさん見てきました。そして、水をしっかりとることで、体に変化が起こり、美容と健康に自信をもちはじめる姿に数多く出合ってきました。

今は、身体にいい水というとペットボトルの水をイメージされるでしょうが、物価高騰でそんなペットボトルの水も値上がりしそうです。一方、ペットボトルの使用による地球環境への悪影響を防ぐため、海外のセレブたちを中心にペットボトルの利用をやめる動きも広がっています。

そのことを踏まえて水との付き合い方を考えますと、せっかく私たちの身近にある水道水を上手に活用して健康を実現していく知恵が求められていると感じます。

最後に、この本でとくに伝えたかったことは次の3つです。

「健康のあり方はシンプルである」

「地球環境を守るという意識をもつ」

「水は生命を支える究極のエネルギーである」

このことに気づくきっかけにしていただければ幸いです。

2023年7月

丸本　恵子

参考文献

世界水まつり／World Water Festival(2022)
ブルース・プリントン博士基調講演
『水の健康学』　藤田紘一郎著　新潮社
『幸せもキレイも手に入る「０円断食」の魔法』丸本恵子著　きこ書房
『体をつくる水、壊す水』藤田紘一郎著　ワニブックス
『水は答えを知っている』江本勝著　サンマーク出版
『ケイ素の力』山野井昇著　秀和システム
『病に好かれる人　病に嫌われる人』小林弘行著　講談社
『病気を治す飲水法』F・バトマンゲリジ著　中央アート出版社
『医者がすすめる　体にいい水の飲み方』藤田紘一郎監修　宝島社
『ウォーターデザイン』久保田昌治・七沢研究所著　七沢賢治監修　和器出版
『「水」から読み解く生命現象－体内の「水」を知ることは、私たちを知ること－』https://www.keio.ac.jp/ja/keio-times/features/2017/9/

●著者プロフィール

丸本恵子（まるもとけいこ）

京都府生まれ、横浜市在住。家族は夫、息子２人、孫２人。

40代まで主婦業に専念していたが、息子２人の独立後、起業し、現在は株式会社ホリスティック美容食育アカデミー代表として美容食育の指導を続けている。これまでに累計４万人が参加。

長年にわたって美容食育やファスティングの研究と実践を行い、指導するなかで、水の重要性に気づき、水との付き合い方についても研究し、情報発信を続けている。

プロフェッショナル・ファスティングマイスター、一般社団法人分子整合医学美容食育協会南青山支部長。雑穀アドバイザー。


生命を支える究極のエネルギー　水のチカラ

2023年９月７日　第１刷発行

著　者――――丸本恵子

発行人――――山崎 優

発行所――――コスモ21
〒171-0021　東京都豊島区西池袋2-39-6-8F
☎03(3988)3911
FAX03(3988)7062
URL https://www.cos21.com/

編集協力――――篠原路子

書籍プロデュース――薛 清升

印刷・製本――――中央精版印刷株式会社

定価はカバーに表示してあります。

ISBN978-4-87795-428-4 C0030